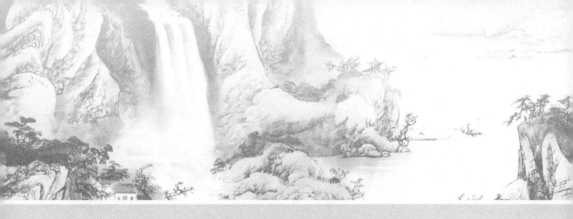

"读典故，知中医"系列

中医趣案（上）

总主编

范金成　顾建钧

吴晓晖

主　编

郁东海　康向清

李荣华　尚　云

U0279115

上海科学技术出版社

内 容 提 要

　　《中医趣案(上)》主要记录了古代医家治疗疾病时体现中医简、便、验、廉特点的典故，反映了中医学在诊疗方面与社会生活环境、日常饮食起居、气候地域情志等的相关性。本书内容选自著名古代书籍，内容丰富，材料有本可循，可读性强。本书可作为中医药工作人员的参考书，也可作为中医爱好者学习中医的基础读物。

图书在版编目(CIP)数据

　　中医趣案.上/郁东海等主编. —上海：上海科学技术出版社，2017.7
　　（读典故，知中医/范金成，顾建钧，吴晓晖总主编）
　　ISBN 978 - 7 - 5478 - 3580 - 7

　　Ⅰ.①中… Ⅱ.①郁… Ⅲ.①中医临床-医案-汇编-中国 Ⅳ.①R249.1

　　中国版本图书馆 CIP 数据核字(2017)第 118820 号

全国古籍整理出版规划领导小组资助出版

中医趣案(上)
　　主编　郁东海　康向清　李荣华　尚　云

上海世纪出版股份有限公司
上海科学技术出版社　出版
(上海钦州南路 71 号　邮政编码 200235)
上海世纪出版股份有限公司发行中心发行
200001　上海福建中路 193 号　www.ewen.co
上海盛通时代印刷有限公司　印刷
开本 700×1000　1/16　印张 10.25
字数 110 千字
2017 年 7 月第 1 版　2017 年 7 月第 1 次印刷
ISBN 978 - 7 - 5478 - 3580 - 7/R·1378
定价：35.00 元

丛书编委会

-----------------------------❦❧-----------------------------

编委会

丛书前言

中华民族文化博大精深、源远流长，中医药文化更是华夏文明史上的一颗璀璨明珠。她诞生在远古，孕育在民间，历经世代沿革，为我们中华民族留下了数之不尽的动人传说。而她的一系列典故与传说，旨趣幽深，医理彰显，饱含大道，又不乏生动，值得我们细细品味并继承发扬。但是，由于中医传承年代久远，大量典故传说分散在不同的文献资料中，明珠暗藏，难以企及。复因其文体词汇多古朴艰涩，对于非专业的中医药爱好者而言，成了一道巨大的难以与之接触的鸿沟。同时在西方医学的冲击下，中医专业人员对于古代的典籍研习往往不够充分，没有充分做到追溯本源，端视史料，发煌古义，以古证今。鉴于此，我们启动了"读典故，知中医"系列丛书的编写工作。本系列丛书将大量的典故传说进行汇集整理，精心注释生僻字，力求通俗易懂，以期更好地传承中医药文化遗产、宣传中医药文化、普及中医药知识。

"读典故，知中医"系列丛书从历代史书、传记、医籍中筛选记载有中医各方面典故内容的书目，并从这些书目中挖掘、整理、筛选出比较完整，且具有代表性的中医药典故，以规范的格式加以编撰。收集的中医典故内容包括中医名人、中医传说、中医医话、中医医事、中医方药、中医趣案等内容，共600余条中医典故。本丛书内容丰富，结构简洁，语言精练，知识性与实用性兼具，充分展现了中医药文化特色,反映了中华民族的历史传统和文化积淀,可使广大读者通过本丛书的典故知晓、了解中医药学各方面的基本知识内容。

本系列丛书分为 6 个分册。《中医故事》介绍了中医与中华文化的渊源、历代名家与中医的故事等内容。《中医名人、传说与医事》记录了中医发展史上曾有过突出贡献的名医大家、历史悠久的中医神话,以及中国古代医学行政管理、医学教育、分科及考核升迁等方面的组织机构与政令的典故。《中医医话》介绍了医家临床治病的心得体会、对医学问题的考证讨论,并收录了一些与中医相关的零碎笔记。《中医医理与方药》涵盖了中医诊断和治疗的原理,并别有特色地介绍了一些现代较少见、少用的中药或者方剂典故。《中医趣案(上、下)》是古代医家治疗疾病时体现中医简、便、验、廉特点的典故,反映了中医学在诊疗方面与社会生活环境、日常饮食起居、气候地域情志等的相关性。丛书通篇紧扣中医药的主题,力图涵盖各个层面,对于宣扬中医药文化,厘正社会上存在的一些偏颇的养生保健理念,具有积极的意义,对中医药专业人员亦有裨益。

本系列丛书每一个故事均由出处、原文、注解、白话文四个部分组成。"出处"按照朝代、作者、所出文献进行说明,力争做到考证准确,故事来源有理有据。"原文"保留故事的原文,其目的有二:充分尊重原作者的创作,同时也面向对古文感兴趣的读者。"注解"将古文中的难词、生僻词、关键词以及对文章理解有重要意义的词一一进行标注,并按照顺序进行解释,为读者理解古文提供一定的帮助。"白话文"是对古文的白话文翻译,在注释关键词和绝不变动其学术研究价值的基础上,尽量做到翻译内容的准确到位,同时尽力做到白话文生动有趣、通俗易懂,使普通百姓也能阅读深入浅出的千古中医故事,认识名药名方,领悟中医文化精髓。

本书由上海市浦东新区卫生和计划生育委员会中医药发展与科

教处牵头,得到了上海中医药大学等单位的大力协助,从确定主题、研究文献、收集素材,到统一体例、注释关键词和译文的考证校对,历时近3年,努力做到通俗易懂、深入浅出,使读者在轻松阅读间了解千古杏林传奇,博览经典中医名著,认识名药名方,领悟中医文化精髓。

真诚希望本书能进入广大国人的视野,在全社会发挥积极影响,为推动中医药文化的传播并焕发新的生命力贡献绵薄之力。

虽然编写者竭力而为,但内容驳杂之下,本书难免存在一定的疏漏与瑕疵,在此请同道与读者批评斧正。

编著者

2017 年 2 月

编写说明

本书为"读典故，知中医"丛书之一。这套由中医专业人士编写的丛书，分别就故事、名人、传说、医事、医话、医理、方药、趣案等多个方面介绍中医。丛书中所有典故、医案等都来自古代文献资料，有据可依，翻译通俗易懂，又有专业背景支撑。而本书正是针对中医趣案而撰写的分册。

医案不仅是医生治疗疾病时辨证、立法、处方用药的连续记录，同时也是医生临床经验的总结和归纳，因此学习医案是后继医生学习临床经验的一个重要途径。《中医趣案（上）》主要记录了古代医家治疗疾病时体现中医简、便、验、廉特点的典故，反映了中医学在诊疗方面与社会生活环境、日常饮食起居、气候地域情志等的相关性。本书内容选自著名古代书籍，内容丰富，可读性强，可作为中医药工作人员的参考书，也可作为中医爱好者学习中医的基础读物。

本书从确定主题、研究文献、收集素材，到统一体例、注释关键词和译文的考证校对，历时近3年，尽量做到翻译内容的准确到位与生动有趣，在绝不变动其学术研究价值的基础上，尽力做到通俗易懂、深入浅出，使读者在轻松阅读间了解千古杏林传奇，领悟中医文化精髓。

目 ● 录

八味治渴

【出处】 〔宋〕方勺《泊宅编》。

【原文】 提点铸钱、朝奉郎黄沔久病渴，极疲悴。予每见，必劝服八味丸。初不甚信，后累医不痊，谩①服数两遂安。或问渴而以八味丸治之，何也？对曰："汉武帝渴，张仲景为处此方。盖渴多是肾之真水不足致然，若其势未至于痟②，但进此剂殊佳，且药性温平无害也。"

【注解】 ①谩：欺骗。②痟：痟渴，中医指糖尿病、水崩症等。

【白话文】 提点铸钱、朝奉郎黄沔患渴病很久了，极度疲惫憔悴。我每次见到他，一定会劝他服用八味丸。他开始的时候不信，后来很多医生没有治好，就服几剂八味丸，马上就好了。有人问我为什么渴病要用八味丸治疗？我说："汉武帝患渴病，张仲景开出了这个处方。因为口渴大多是肾之真水不足导致的，如果还没有发展到消渴病，服用这个是很好的，并且药性温平没有什么害处。"

半返未返

【出处】 〔清〕俞震《古今医案按》。

【原文】 喻嘉言治袁继明，素有房劳内伤，偶因小感，自煎姜葱汤表汗，因而发热三日，变成疟疾。喻诊其脉，豁大空虚，且寒不成寒，热不成热，气急神扬。知为元阳衰脱之候，因谓其父曰：令郎光景，窃虑来日疟至，大汗不止，难于救药。今晚宜用人参二两，煎浓汤，预服防危。渠①父不以为意。次日五鼓时，病者便觉精神恍惚，觉得参至，疟已先发矣。喻甚彷徨②恐以人参补住疟邪，虽救急，无益也。只得姑俟疟热稍退，方与服之，服时已汗出沾濡。顷之，果然大汗不止，昏不知人，口流白沫，灌药难入，直至日暮，白沫转从大孔③遗出。喻喜曰：白沫下行，可无恐矣。但内虚肠滑，独参不能胜任。急以附子理中汤，连进四小剂，人事方苏，能言，但对面谈事不清。门外有探病客至，渠忽先知，家人惊以为祟④。喻曰：此正神魂之离舍耳，吾以独参及附子理中驷马之力追之。尚在半返未返之界，以故能知宅外之事，再与前药二剂而安。

【注解】　①渠：他。②彷徨：犹豫不决。③大孔：肛门。④祟：迷信说法指鬼神给人带来的灾祸，借指不正当的行动。

【白话文】　喻嘉言治疗袁继明。袁继明一向有房劳内伤，有次因为小感冒，自己煎服姜葱汤来解表发汗，结果发热三天，变成了疟疾。喻嘉言诊察脉象，豁大空虚，并且说寒不算寒，说热不算热，气息急促神气外越。知道是元阳衰脱的证候，就对他的父亲说："你儿子现在这样子，我担心以后疟疾发作的时候，大汗不止，难以用药救命。今晚最好用二两人参，煎成浓汤，先服下来预防危险。"但他父亲不以为然。第二天五更的时候，袁继明就觉得精神恍惚，急忙准备人参，但是疟疾已经先发作了。喻嘉言非常犹豫不决，担心用人参滋补会使疟疾邪气不得出，虽然是救急用，但没有好处。只能姑且等待疟疾发热稍退了才给他服人参。服人参时已经汗出沾衣。不一会儿，袁继明果然大汗不止，昏迷不省人事，口流白沫，灌药都难以入口，直到晚上，白沫从肛门里出来。喻嘉言开心地说："白沫往下走，可以不用担心了。但是体内虚弱，肠道滑润，单单一味人参不能解除所有症状。"马上用附子理中汤，连续用了四小帖，人才苏醒，能说话，但是当面说事情仍不清楚。门外有探病的客人来,他忽然先知道了,家里人很惊恐,以为是鬼神附体。喻嘉言说:"这是神魂离开了,我用独参汤和附子理中汤拼尽全力挽救他,现在还在将回不回的地方,所以能知道宅子以外的事情,再用两帖之前的药就能痊愈。"

胞宫石瘕

【出处】 〔明〕徐春甫《古今医统大全》。

【原文】 一妇产后因子死,经断不行半年。一日小腹忽痛,阴户内有物如石硬,塞之而痛不禁,群医不识。青林曰:此石瘕①也。用四物汤加桃仁、大黄、三棱、槟榔、玄胡索、附子、泽泻、血竭为汤,二剂而愈。

【注解】 ① 石瘕:中医病名,指女子寒凝血瘀而致胞宫瘀块。

【白话文】 一个妇女产下的孩子死去了,而后半年无月经。一日小腹忽然作痛,阴道内有像石头一样坚硬的东西,阻塞在那里而疼痛不止,很多医生都不知道是什么病。青林说:"这叫石瘕。"用四物汤加桃仁、大黄、三棱、槟榔、玄胡索、附子、泽泻、血竭,二剂就好了。

暴怒伤肝

【出处】 〔清〕王堉《醉花窗医案》。

【原文】 同谱弟李晓圃,以茂才得广文①,后随其堂兄裕州牧理幕事。裕州多得其力②,后其堂兄以捻匪滋扰罢任,晓圃随后任守城出力，保举五品衔。辛酉回介，与余往来甚契。一日余至其家，适其侄在坐，似有所求。晓圃代白③曰，舍侄因侄孙妇病甚危，已阅十数医矣，愈治愈甚。而此时尚不知何病，拟请大兄一视，果不可为，好备一切。余以至好随入视之，见病者蒙衾侧卧，形如露骨鸡，而面唇甲爪俱白无色。即曰，此血脱象也，得毋产后乎？其母在旁曰，自四月小产后至今不起

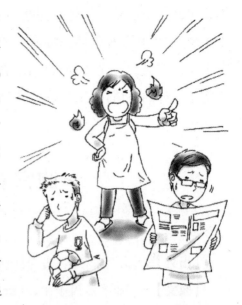

数月矣。因私计曰，此血大虚之症，用圣愈汤当有效。细视其头面，血络带紫色而棱起，又疑其血分有热，诊之，则六部沉数，左关肝坚欲搏指。乃顿悟曰，此暴怒伤肝，热入血室之候。其人必性情素暴，此病因忿怒而生，此时必两胁胀痛，目赤耳鸣。且土受木克，脾经大虚，脾虚则肺亦伤，当时而咳嗽，时而泄泻，时而发热，时而心惊，虽非痨瘵相离不远。赶紧施治尚有转机，若再迟延，恐无及也。病者就枕点首，妪婢亦以为然。出而告晓圃，大家皆称快，因以加味逍遥散合左金丸并处之。告曰，虽不全愈，亦当有效。四服后再视也。越五日，遇晓圃于酒市，问之，则病人不愿服药，缘家务不齐，晓圃亦只听之而已。

【注解】 ①文：同"闻"，闻名。②力：能力，力量。③白：陈述，禀告。

【白话文】 同谱的弟弟李晓圃，才华横溢，后来跟随他的堂兄裕州一起共事。裕州多得其助力，后来裕州和土匪勾结滋扰民众被罢免，晓圃随后担任守城，保举五品官衔。辛酉年回来，与我交往十分密切。一天我到他家，刚好他侄子在，似乎有什么事请求。晓圃代他

说，我侄子因为侄孙媳妇病情危害，已看过十多个医生了，越治越严重。到现在还不知道是什么病，想要请大哥看一看，是不是当真没有办法了，好准备一切。我跟随他进去，看到患者蒙着被子侧躺着，像露骨鸡般体形枯瘦，而面唇甲爪都是白色。就说，这是脱血症状，莫非是产后？他的母亲在一旁说，从四月小产后到现在几个月都未起来。于是私下想道，这血虚的病，用圣愈汤应该有效。仔细看她的头面，血管带紫色而且有棱角，又怀疑她血分有热，诊其脉，六部脉象都是沉数，左关肝部坚硬搏指。于是顿悟说，这是暴怒伤肝，热入血室的证候。这个人一定性情一向暴烈，这病因为愤怒而生，这个时候一定是两胁胀痛，目赤耳鸣。而且土受木克，脾经大虚，脾虚肺也受到伤害，有时候咳嗽，有时候腹泻，有时候发热，有时候心惊，虽然不是痨瘵也相距不远。赶紧治疗尚且有转机，如果再拖延，恐怕来不及了。患者在枕头上点点头，妪妾婢女也这样认为。出来告诉晓圃，大家都说好，因此用加味逍遥散合左金丸一起治疗。告诉他说，即使没有痊愈，也会有效果。服用四剂后再看看。过了五天，在酒市遇到晓圃，问他，他说那患者由于家务事繁杂不愿服药，晓圃也只能听之任之。

崩漏挟寒

【出处】〔清〕李用粹《旧德堂医案》。

【原文】 大场张公享内正①，年逾四旬，伤子悲，崩涌如泉。用四物胶艾或增棕榈棉灰毫不可遏。医颇明义理，谓阳生阴长，无阳则阴不能生，用补中益气以调脾培本，势虽稍缓，然半载以来仍数日一崩，大如拳块，彻夜不卧，胸膈胀满，势甚危殆。邀予诊视，面色青黄，唇爪失泽，四肢麻木，遍体酸疼，六脉芤②虚，时或见涩，此病久生郁，大虚挟寒之象。夫脾喜歌乐而恶忧思，喜温燥而恶寒湿，若投胶艾止涩之剂，则隧道壅塞而郁结作矣。若专用升柴提举之法，则元气衰耗而生发无由也。乃以归脾汤加益智炮姜，大剂，与服四帖而势缓，便能夜寐，胸膈顿宽，饮食增进。调理两月天癸始正，记前后服人参十六斤，贫者奈何。

【注解】　① 内正：妻子。② 芤：中医脉象名，多见于大出血之后。

【白话文】　大场张公享的妻子，年过四十，因失去儿子而悲伤，崩漏犹如泉涌。用四物汤、胶艾汤，或加用棕榈炭、棉灰等丝毫不能遏制。医者多知晓医理，言阳生阴长，无阳则阴不能生，用补中益气来调理脾胃培护正气，崩漏之势虽然稍有缓解，但半年以来仍然数日发一次崩漏，血块大如拳头，彻夜不能安睡，胸膈胀满，病势危急。请我过去诊治，发现其面色青黄，口唇爪甲失去光泽，四肢麻木，遍体酸疼，六脉芤虚，有时可见涩脉，这是病久生郁，大虚夹寒的征象。脾喜歌乐而厌恶忧愁思虑，喜温燥而恶寒湿，假如使用胶艾等止涩之剂，则会使血道壅塞而发生郁结。假如专门使用升麻、柴胡之类的提举之药，则元气将会衰耗而生发无源。我便以大剂量归脾汤加益智、炮姜组方，服用四帖病势便渐缓，晚上能安睡，胸膈顿觉宽松；饮食也逐渐增多。调理两个月后，月经周期也开始规律，前后一共服用十六斤人参。如果是贫苦者，那又是如何的情景呢？

鼻饮之法

【出处】　〔宋〕李昉《太平广记》。

【原文】　近代曹州观察判官申光逊，言本家桂林。有官人孙仲敖，寓居于桂，交广人也。申往谒之，延于卧内。冠簪相见曰："非慵于巾栉①也，盖患脑痛尔。"即命醇酒升余，以辛辣物泊②胡椒、干姜等屑仅半杯，以温酒调。又于枕函中，取一黑漆筒，如今之笙项，安于鼻窍，吸之至尽，方就枕（枕原作椀，据明抄本改），有汗出表，其疾立愈，盖鼻饮蛮獠③之类也。

【注解】 ① 巾栉：引申指盥洗。② 泊：浸泡。③ 獠：中国的一个古民族，分布在今广东、广西、湖南、四川、云南、贵州等地，亦泛指南方各少数民族。

【白话文】 近代，曹州的观察判官申光逊，说自己的老家在桂林。有位叫孙仲敖的官人，寄居在桂林，广交各方人士。申光逊去拜访孙仲敖，被请到卧室。孙仲敖尚未梳洗就与申光逊相见，他说："不是我懒得盥洗，是因为我头痛啊。"申光逊立即让人准备一升多酒，辛辣物胡椒、干姜等研成粉末半杯，用温酒浸泡调和。又从枕匣中取出一黑色漆筒，像现在的笙管，放在孙仲敖的鼻孔处，让他把粉末和酒吸完，然后才躺下。孙仲敖出了汗，病立刻就好了。这种用鼻子饮服的方法，和南方少数民族治病的方法相类似。

鼻渊辨治

【出处】 〔日本〕浅田宗伯《先哲医话》。

【原文】 崎吞德见茂四郎者（丝割符①年寄），患鼻渊三年，诸医以为肺虚，百治无寸效。诊之，两鼻流浊涕如檐滴，脉弦紧，腹拘急。予曰：此系肝火熏灼肺部，上下气隔塞之所为。世

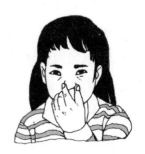

医不知之，漫认为肺病，或误为风邪侵肺，徒用辛夷、白芷之类，宜乎不得其治也。乃与四逆散加吴茱萸、牡蛎服之，半月许，病洒然愈。盖此等病，宜详其脉腹而处方，不必四逆散也。

【注解】 ① 丝割符：日本江户幕府为防止日本银超量流出日本而限制白丝输出的贸易法。

【白话文】 崎岙德见茂四郎者（丝割符年寄），患鼻渊三年了，很多医生都以为是肺气虚导致的，应用各种治疗方法没有一点效果。我诊察时见他两鼻孔流浊涕，像屋檐上掉下来的雨滴，脉象弦紧，腹部拘急。我说：这是肝火熏灼肺部，上下气机阻隔堵塞导致的。世间的医生都不知道，都认为是肺病，或者误认为是风邪侵犯肺脏，只用辛夷、白芷之类，当然治疗没有效果了。于是给他服用四逆散加吴茱萸、牡蛎，半月左右，病很快痊愈了。这样的疾病，应该仔细诊察患者的脉象及腹部再开处方，不要拘泥于四逆散。

辨证治风

【出处】 〔清〕熊笏《中风论》。

【原文】 奉新张希良，卒倒不知人，头破出血，喉中痰鸣，遗溺，汗大出，两手两不顺适①，众医咸知为脱，已煎参附汤矣。余望其色，面赤而光，切其脉，浮大而缓，急止参附，投白虎汤一剂而痰静，再剂而渐醒，次日左手足能动，而右则否，始知偏枯在右矣。因连服数剂，右手亦愈，但不思食，众疑服药过凉，止之弗听，再服清凉数剂，乃大饥能食，倍于平日，而病全愈。或曰：何以断②其必夹火，而面赤之必非戴阳乎？为虚阳上脱，其脉必散，断不能缓，故确知。

【注解】　①适：顺从。②断：判断。

【白话文】　奉新张希良，忽然扑倒不省人事，头破血流，喉中痰鸣，小便失禁，汗大出，两只手不自如，许多医生都认为是脱证，已煮参附汤了。我看他的脸色，脸红而光亮，切他的脉，浮大而缓，急忙阻止服用参附汤，用白虎汤一剂就痰鸣立止，两剂后患者就渐渐苏醒过来，第二天左边手脚能活动，身体右边则不能动，才知道偏瘫在右边了。于是连服几剂，右手也痊愈了，只是不想吃饭，众人怀疑服药过凉，阻止他不听。再服几剂清凉药，则饥饿能吃，比平时吃的要多一倍，之后病就好了。有人问：如何判断他必夹火，脸红的一定不是戴阳吗？如果虚阳上脱，他的脉搏必散乱，决不会和缓，所以很确定。

辨治发颐

【出处】　〔清〕王堉《醉花窗医案》。

【原文】　小梅之次媳，初秋忽患项脖肿痛，延一医视之曰："此厥阴瘰疬也。"外贴羔①药，内服疏肝解郁之剂，五六日来并无功效。其夫似竹延余视之，见其高肿焮红，按之坚凝，知非瘰疬。问："初发时寒热否？"曰："不但寒热，并带头疼，且头目眩掉，时时有汗出。"按其脉，两寸浮数。乃曰："此发颐②病，并非瘰疬。盖内蕴积热，外伤于风，以致火郁经络，四体不舒，骨节烦痛，若作瘰疬治，失之万里矣。且贴膏敷药，势将破溃，遂至缠绵，愈且无日。"急命去其膏，用通草汤洗净，投以连翘败毒饮，越日而痛止，再服而肿消，五日后全清矣。

【注解】 ① 羔：同"膏"。② 发颐：中医病名，指发于颌面颐部的急性化脓性疾患。

【白话文】 小梅的二媳妇，初秋时候忽然得了脖颈肿痛，请一个医生看了看说："这是厥阴瘰疬病。"外贴膏药，内服疏肝解郁的药，五六天来都没有效果。她的丈夫似竹请我来看看，见她脖颈高肿鲜红，按下去坚硬，知道不是瘰疬。问她："刚开始发病的时候有恶寒发热吗?"回答："不只是恶寒发热，还有头疼，而且头晕目眩，常常会有汗出。"按她的脉，两寸脉都浮数。就说："这是发颐，并不是瘰疬。因为体内有积热，外部又被风邪所伤，导致火邪郁结经络，四肢不能舒展，骨节烦痛，如果做瘰疬治疗，那就差得远了。而且敷贴药膏，会导致破溃，缠绵不愈，没有痊愈的那一天。"赶紧让她去掉膏药，用通草汤洗干净患处，给她服用连翘败毒饮，过了一天就不疼了，再服用肿就消了，五天以后就痊愈了。

别有一喉

【出处】 〔明〕徐春甫《古今医统大全》。

【原文】 一人但饮食，若别有一喉咙斜过膈下，径^①达左胁而作痞闷，以手按之则沥沥有声。以控涎丹十粒服之，少时痞处热，作一声，转泻下痰饮二升，再饮食，正下而达胃矣。

【注解】 ① 径：径直。

【白话文】 有一个人仅仅在他吃东西的时候，感觉好像另外有一个喉咙斜着穿过膈下，径直达到左胁而造成痞闷，用手按着还有像水一样的声音。让他服下控涎丹十粒，一会儿痞闷处就发热了，发了一个声音,接着泻下痰饮二升,再吃东西的时候,能直接下达胃里了。

补托真诀

【出处】 〔日本〕浅田宗伯《先哲医话》。

【原文】 土佐翁(谓长泽道寿)隐栖西山,一日诊京师商人痈疽,曰:宜日服人参五钱。后五日诊,曰:未见参效,恐不治。病家告实曰:服参一日不过二钱五分。翁曰:贱命重财,无益矣。苟①欲生,则服参宜今日五钱,明日六钱,又明日七钱,渐次相进。商如其言,七日病果愈。友松曰:用参将息适宜,可谓得补托之真诀②矣。

【注解】 ① 苟:如果。② 真诀:真谛。

【白话文】 土佐翁(名叫长泽道寿)隐居在西山,一天诊疗京师的一个得了痈疽的商人,说:"应该每天服用人参五钱。"五天后诊疗,说:"没有看见人参的疗效,恐怕没得救了。"患者告诉他实话:"服用人参的剂量一天也不超过二钱五分。"土佐翁说:"你把钱财看得比命还重要,没有好处的。如果想要活下去,服用的人参应该今天吃五钱,明天六钱,后天七钱,这样逐渐增加剂量。"商人按照他说的去做了,七天后疾病果然痊愈了。友松说:"用人参要把握剂量及适应病证,可以说是补托治法的真谛呀。"

察微知变

【出处】 〔日本〕浅田宗伯《先哲医话》。

【原文】 水户侯（文公）有疾，其初登圊①，大便不快下，胸懑短气，如此两三日，或发或瘥，乃召余诊之。其脉滑数无根底，面色青惨，心下微满而拘急，腹里无动，脐下空软如绵，乃知其病上盛下虚，非一日之故也。但侍臣视其起居如平，无能察知病情者。余出，语之曰：侯病虽似支饮，实由中气虚耗，殆为危证，治法宜峻补方中加沉香，更进黑锡丹以回阳镇逆，犹恐不及也。侍臣闻之，或惊惶，或疑惑，不知所为。明日诊之，间吐痰沫，其色茶褐色；厥明②又诊之，脉十动一止，因谓侍臣曰：此证、此脉，俱为脏气竭绝之候，恐有急变也，须灸天枢、气海、三里、绝骨等以培下元。医不信，逡巡③进降气之剂，而至日晡④将登圊，短气息迫，卒然昏倒，急使人召余，至则绝矣。余叹曰：侯之疾，纵属不治，使侍臣早见其机，医察其微，则未遽有今日之变也。

【注解】 ①圊：茅厕，粪池。②厥明：明日。③逡巡：因为有所顾虑而徘徊不前或退却。④日晡：申时，下午三点到五点。

【白话文】 水户侯（文公）患病了，刚上厕所，大便不爽，胸闷短气，像这样两三天，时好时坏，于是找我诊治。他的脉象滑数无根，面色青惨，胃脘部微胀、拘急，腹部正常，脐下腹部空软像棉花，于是知道他的疾病属于上盛下虚，不是一天形成的。只是侍臣看他起居和平时一样，没有察觉到他的病情。我出来，对他们说："水户侯的疾病虽然像支饮，实际由于中气虚耗，已经很危险了，治法应该采用峻补方中加沉香，再用黑锡丹以回阳镇逆，仍恐怕不够啊。"侍臣听了，有的很惊恐，有的疑惑，不知道怎么办才好。第二天诊治，间断地呕吐痰沫，颜色是茶褐色；第三天又诊治，脉搏跳动十次停一次，于是对侍臣说："这证、这脉，都是脏气竭绝的证候，恐怕要有急变了，必须灸天枢、气海、三里、绝骨等来培养肾之元气。"医生不信，犹豫不决，仍用降气的方剂，到了傍晚水户侯上厕所，气短又急迫，忽然昏倒，忙叫人召唤我,到的时候他已经死了。我感叹道:"水户侯的疾病,即使属于不治之症,让侍臣早些看出端倪,观察到他的细节,就不会有今天这样的急变。"

产后身冷

【出处】〔明〕徐春甫《古今医统大全·奇病续抄》。

【原文】 一妇人产后日食茶二十余碗,一月后遍身冰冷数块。人以指按其冷处,即从指下上应至心。如是者二年,诸医不效①。以八物汤去地黄加橘红,入姜汁、竹沥一酒杯,十服而温。

【注解】 ① 效:疗效。

【白话文】 一妇人产后每天喝茶二十余碗,一个月后全身数块地方出现冰冷。人用手指按她冰冷的地方,寒气立刻从指下上传至心。像这样两年,怎么治疗都没有效果。结果用八物汤去地黄加橘红,入姜汁、竹沥一酒杯,十帖后冰冷的地方就温热了。

赤溲之脉

【出处】〔西汉〕司马迁《史记·扁鹊仓公列传》。

【原文】 齐王太后病,召臣意入诊脉,曰:"风瘅客脬①,难于大小溲,溺赤。"臣意饮以火齐汤,一饮即前后溲,再饮病已,溺如故。病得之流汗出滫。滫者,去衣而汗晞②也。所以知齐王太后病者,臣意诊其脉，切其太阴之口，湿然风气也。脉法曰"沈③之而大坚，浮之而大紧者，病主在肾"。肾切之而相反也，脉大而躁。大者，膀胱气也；躁者，中有热而溺赤。

【注解】 ① 风瘅客脬：风热侵入膀胱。② 晞：干，干燥。③ 沈：同"沉"，用力较重切脉，手指重按至骨。

【白话文】 齐王太后有病，召淳于意去诊脉，淳于意说："是风热侵袭膀胱，大小便困难，尿色赤红的病。"淳于意用火剂汤给她喝下，吃一剂就能大小便了，吃两剂，病就退去了，尿色也和从前一样。这是出汗时解小便得的病。小便的时候脱去外衣，汗被风吹干。淳于意所以知道齐王太后的病，是因为替她切脉时，摸她的寸口脉，感到有湿邪，且受了风气。脉象理论说："脉象用力切脉时大而坚实有力，轻轻切脉时大而紧张有力，是肾有病。"但淳于意在肾的部位切脉，情况相反，脉象粗大躁动。粗大的脉象是显示膀胱有病；躁动的脉象显示中焦有热，而尿色赤红。

纯补救虚

【出处】 〔日本〕浅田宗伯《先哲医话》。

【原文】 江州北村左太夫，虚羸①不食，一日气息淹淹②将绝，急延林市之进，诊曰：血脉衰弱，不绝如缕，庶几万一耳。乃作剂，仅用人参一分，龙眼肉一个，众皆危③之。翌朝来诊曰：证候如前，而毛窍稍塞，肌肤少和，是脾气旺肺之机，乃可望生。因倍人参、龙眼肉与之，果愈。友松闻之，叹赏曰：极虚者投大剂纯补，譬如灯火将灭，急灌油，不灭何俟？林氏可谓得补法之蕴矣。

【注解】　①虚赢：虚弱。②淹淹：同"奄奄"。③危：担心。

【白话文】　江州北村左太夫，身体虚弱，不能进食，一天气息奄奄，要断气，急忙请林市之来看，他诊断说："血脉衰弱，没有断绝，还像线一样微弱，大概有万分之一的希望。"于是开方子，只用人参一分，龙眼肉一个，大家都害怕北村左太夫挨不过去。第二天一早再来复诊时说："证候和之前没大变化，但是毛孔稍微收拢些，肌肤稍微和润些，是脾气旺肺的迹象呀，有希望活下去了。"于是人参、龙眼肉加量再给北村吃，果然痊愈了。友松听说了这事，赞叹道："很虚弱的人用大剂量纯补的药，就像灯快要灭了，急忙加油，怎么不会灭呢？林氏可以说是掌握了补法的内涵。"

刺血疗疾

【出处】　〔民国〕柯劭文《新元史》。

【原文】　陕帅郭巨济病偏枯①，二指著足底不能伸，杲以长针刺骷中，深至骨而不知痛，出血一二升，其色如墨，又且谬刺②之。如此者六七，服药三月，病良已。

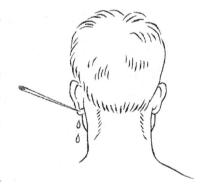

【注解】　①偏枯：即中风。②谬刺：通常写作"缪刺"，即左侧有病针刺右侧穴，右侧有病刺左侧穴的交叉方法。

【白话文】　陕县的一个军官郭巨济患偏枯病，二脚趾附着足底不能伸展，李杲用长针刺委中穴，深至骨头而不觉疼痛。出血一二升，颜色如墨汁,然后又用了缪刺之法。像这样治疗了六七次,服药三个月,病逐渐好转。

大补发疟

【出处】 〔清〕俞震《古今医案按》。

【原文】 张路玉治张怡泉,年七十五,居恒①常服参、附、鹿角胶等阳药。秋间病疟,误用常山止截药一剂,遂致人事不省。六脉止歇,按之则二至一止,举指则三五至一止,惟在寒热之际诊之则不止歇,热退则止歇如前。此真气衰微,不能贯通于脉,所以止歇不前。在寒热之时邪气冲激经脉,所以反得开通,此虚中伏邪之象。乃用常山一钱酒拌,同人参五钱焙干,去常山,但用人参以助胸中大气而祛逐之。当知因常山伤犯中气而变剧,故仍用常山为向导耳。连进二服,遂得安寝。但②寒热不止,脉如前。乃日进人参一两,分二次进,并与稀糜③助其胃气。数日寒热渐减,脉微续而安。

【注解】 ① 居恒:平时居家时。② 但:只。③ 稀糜:稀粥。

【白话文】 张路玉治疗张怡泉,张怡泉年纪是七十五岁,平时经常吃人参、附子、鹿角胶等性温补阳的药物。秋季发疟疾,误用常山等止疟劫夺药一剂,导致昏迷不省人事。六部脉象有歇止,重按则跳两次停一次,浮取则跳三五次停一次,只有在发热恶寒的时候,切脉不见止歇,热退之后脉搏止歇如前。这是真气衰微,不能贯通血脉,所以停歇不前。在寒热之时,邪气冲激经脉,所以反而能够通畅,这是虚中有邪气蛰伏的现象。就用常山一钱用酒拌,同人参五钱一起烘干。然后去掉常山,只用人参来补助胸中大气而驱逐郁气。由于是常山伤害了中气而使病证变剧,所以仍用常山为导使之药。连服两次,可以安稳地睡觉了。但是畏寒发热未停止,脉象和之前一样。于是每天服人参一两,分两次服,并且和稀粥一起来扶助胃气。几天后发热恶寒减轻,脉象微能连续而平安。

戴阳奇症

【出处】 〔清〕魏之琇《续名医类案》。

【原文】 徐国桢伤寒六七日,身热目赤,索①水到前,复置不饮,异常大躁,将门牖②洞启,身卧地上,辗转不快,更求入井。一医汹汹,急以大承气与服。喻诊其脉,洪大无伦,重按无力。谓曰:此用人参、附子、干姜之症,奈何认为下症③耶?医曰:身热目赤,有余之邪,躁急若此,再与姜、附,逾垣上屋④矣。喻曰:阳欲暴脱,外显假热,内有真寒,以姜、附投之,尚恐不胜回阳之任,况敢以纯阴之药,重劫其阳乎?观其得水不欲咽(热在阳明经者,亦漱水不欲咽。),情已大露,岂水尚不欲咽,而反可咽大黄、芒硝乎?天气懊蒸,必有大雨,此症倾刻大汗,不可救矣。且既认大热为阳症,则下之必成结胸,更可虑也。惟用姜、附,所谓补中有发,并可散邪退热,一举两得,不必疑虑。以附子、干姜各五钱,人参三钱,甘草二钱,煎成,冷服后寒战戛齿⑤有声,以重棉和头覆之,缩手不肯与诊,阳微之状始着。再与前药一剂,微汗热退而安。(一戴阳症耳。说得甚奇,然此症实不多见)

【注解】 ①索:索取。②门牖:门窗。③下症:宜用攻下药的证候。④逾垣上屋:指攀墙上屋顶,此指躁急之症更甚。⑤寒战戛齿:身体寒战,牙齿颤动。

【白话文】 徐国帧患伤寒六七天了，身体热眼睛赤红，想喝水又喝不下，烦躁异常，把门窗打开，躺在地上翻滚还觉得不舒服，还想跳入水井中。一名医生急躁地给他服用大承气汤。喻医生诊脉，见脉洪大无条理，重按无力，说这是人参、附子、干姜的病证，怎么可以攻下呢？那名医生说：身体热眼睛赤红，是邪实的表现，这样烦躁，再给予干姜、附子，会更加狂躁以至于翻墙上屋顶的。喻医生说：这是真阳暴脱真寒假热之证，内有真寒，即使用干姜、附子都怕药效不能回阳救逆，更何况用寒凉药物来重伤阳气呢？看患者想喝水又不能下咽（热在阳明经，也是喝水又喝不下），病情已经很明显了，水都不能下咽，难道可以服大黄、芒硝吗？天气闷热一定会下雨，患者不久就会大汗，这样就救不过来了。而且如果认为发热为阳证，攻下必然会导致结胸证，就更加让人担心了。只有用干姜、附子补益正气中有发散，正气回复就可散热退邪，一举两得，不必怀疑。于是用附子、干姜各五钱，人参三钱，甘草二钱，煎好放冷后服用，服用之后患者寒战发出牙齿摩擦的声音，并连头部一起包在厚厚的棉被中，不肯将手伸出被子诊脉，这说明阳虚的症状仍然严重。又服药一剂，患者微微出汗，热退而痊愈。（这是一例戴阳症。说得很神奇，但是此病并不多见）

丹溪治疟

【出处】 〔清〕俞震《古今医案按》。

【原文】 浦江洪宅一妇，病疟三日一发，食甚少，经不行已三月。丹溪诊之，两手脉俱无。时当腊月，议作虚寒治。以四物加附子、吴茱、神曲为丸，心疑误。次早再诊，见其梳妆无异平时，言语行步并无怠倦,知果误矣。乃曰:经不行者,非无血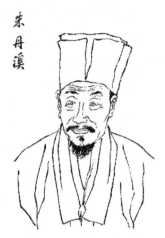也,为痰所碍而不行也。无脉者,非气血衰而脉绝,乃积痰生热,结伏其脉而不见尔。以三花神佑丸与之。旬日后,食稍进,脉渐出,但带微弦,疟尚未愈。因谓胃气既全,春深①经血自旺,便自可愈,不必服药。教以淡滋味节饮食之法,半月而疟愈,经亦行。

【注解】 ① 深:久。

【白话文】 浦江洪宅有一个妇人,患了疟疾,三天一发,吃得少,停经三个月。朱丹溪前往诊治,两手都没有脉象。当时正值腊月,朱丹溪认为是虚寒病,用四物汤加附子、吴茱萸、神曲做丸剂。但朱丹溪怀疑诊断有误。第二天早上再看,看见她梳妆打扮和平时差不多,说话走路也没有疲惫的样子,知道果然诊断错了。朱丹溪说:"月经不来,不是因为没有血,而是被痰邪阻滞的关系。没有脉象,不是因为气血衰竭,而是因为积痰生热,郁结伏在脉上所以不显现的关系。"用三花神佑丸治疗。十来天后,能够稍微进食,脉象开始出现,略带弦,疟疾还没有痊愈。于是说:"胃气既然保全了,春深之时,经血自然会旺盛,到那时就能自然痊愈,不需要服药或刻意清淡饮食。"半个月后,疟疾痊愈,月经也来了。

胆衡不下

【出处】 〔明〕徐春甫《古今医统大全·奇病续抄》。

【原文】 钱仲阳以《颅囟》著名,治一产妇因事大恐而病,病虽愈,唯目张不闭，人皆不能晓。问于仲阳，曰：病名胆衡，煮郁李仁酒饮之，使醉即愈。所以然者，目系内连肝胆，恐则气结，胆衡不下，郁李仁可去结，随酒入胆，结去胆下，目则能闭矣。如言而效①。

【注解】 ① 效：奏效。

【白话文】 钱仲阳以《颅囟》出名。他曾治疗因遇到某件事非常恐惧而得病的产妇，病虽然好了，但眼睛闭不上，没有人知道怎么回事。问仲阳，他说：病名胆衡，煮郁李仁酒给她喝，喝醉了就好了。之所以这样是因为目系内连于肝胆，恐则气结，胆衡不下。郁李仁可去气结，随酒入胆，结去而胆下，眼睛就能闭上了。果然如他所说，起效了。

导吐救人

【出处】 〔明〕冯元成《上池杂说》。

【原文】 家仆名贯者，之金陵路遘①寒证，饵②药少瘳。故好酒即饮酒一二瓯及水饭一盂，病乃大作，气喘急，吐痰竟夕，不寐，连三日。余曰：病且急矣，奈何？请医与商榷，以瓜蒂散吐之，遂吐痰几半桶，后吐一块如猪脑血，食相裹，不二三日遂起。

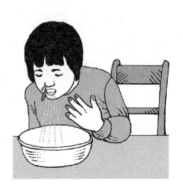

【注解】 ① 遘：感染。② 饵：服用。

【白话文】 家里有个叫贯的仆人，到金陵的路上感邪得了寒证，服药后稍稍好转。因素来嗜酒，就喝了一二瓯的酒，吃了一盆水饭，疾病大发作，气喘急促，整夜都在吐痰，无法入睡，连续三天都这样。我说："病情危急啊，怎么办？"请来医生商量治法，决定用瓜蒂散使他吐出宿食,于是他吐了将近半桶的痰,最后吐出一块像猪脑血一样的东西,与食物裹一起,不到两三天就痊愈了。

得血能食

【出处】 〔日本〕浅田宗伯《先哲医话》。

【原文】 浪华菱屋素闲,年六十余,形羸①不食。其初得之于伤食,诸医治以香砂六君子汤、七味白术散,无效。友松与异效散加汉当归,三二贴而愈。又,金田铺某女,不欲谷食,唯食他物,诸治无效,乃与四物汤加人参、白术、橘皮而愈。门人问其故,曰:脾胃血液虚,则枯燥不能食。汉归味甘,能益脾中之血,是以为进食之剂也。《经》曰:手得血而能摄,足得血而能行,肝得血而能视。据之,则肝云云下,当补“胃得血而能食”一句。

【注解】 ①羸:虚弱。

【白话文】 浪华菱屋一向清闲,六十多岁,形体瘦弱,不吃东西。他一开始患病是因为饮食所伤,很多医生用香砂六君子汤、七味白术散治疗没有效果。友松给他用了异效散加汉当归,两三剂病就好了。还有,金田铺的某个女子,不想吃谷物,只喜欢吃其他东西,很多治疗方法都没效果,于是友松给她用了四物汤加人参、白术、橘皮就痊愈了。门人询问他缘故,友松说:脾胃的血液虚衰,脾胃不得滋养而枯燥不能吃,汉当归味甘,能生脾中之血,所以把它作为开胃的药。《黄帝内经》说:手得血就可以拿东西,脚得血就可以走路,肝得血眼睛就看得见。根据他的经验,那么在讲肝那条条文下,应当补上“胃得血可以吃东西”一句话。

洄风之证

【出处】〔西汉〕司马迁《史记·扁鹊仓公列传》。

【原文】 阳虚侯相赵章病，召臣意。众医皆以为寒中，臣意诊其脉曰："洄风。"洄风者，饮食下嗌而辄出不留。法曰"五日死"，而后十日乃死。病得之酒。所以知赵章之病者，臣意切其脉，脉来滑，是内风气①也。饮食下嗌而辄出不留者，法五日死，皆为前分界法。后十日乃死，所以过期者，其人嗜粥，故中藏实，中藏实故过期。师言曰："安谷②者过期，不安谷者不及期。"

齐淳于司马病，臣意切其脉，告曰："当病洄风。洄风之状，饮食下嗌③辄后之。病得之饱食而疾走。"淳于司马曰："我之王家食马肝，食饱甚，见酒来，即走去，驱疾至舍，即泄数十出。"臣意告曰："为火齐米汁饮之，七八日而当愈。"时医秦信在旁，臣意去，信谓左右阁都尉曰："意以淳于司马病为何？"曰："以为洄风，可治。"信即笑曰："是不知也。淳于司马病，法当后九日死。"即后九日不死，其家复召臣意。臣意往问之，尽如意诊。臣即为一火齐米汁，使服之，七八日病已。所以知之者，诊其脉时，切之，尽如法。其病顺④，故不死。

【注解】 ① 内风气：内风病的脉气，这种脉象是因体内脏腑功能失调而形成。② 安谷：指肠胃能容留食物。③ 嗌：咽喉。④ 病顺：病情和脉象相顺应。

【白话文】 阳虚侯的宰相赵章生病，召淳于意去诊病，许多医生都认为是寒中病。淳于意诊完脉断定说："是洄风病。"洄风的症状是，饮食咽下，又总吐出来，食物不能留置在胃中。依医理说"五天会死"，结果过了十天才死。病因酗酒而生。淳于意所以能知道赵章的病，是因为切他的脉时，脉象"滑"，是内风病的脉气。咽下食物又总吐出，胃中不能容纳，医理说五天会死，这是前面说的分界法。十天后才死，超过时间的原因，是他喜好吃粥，因此胃气充实，胃气充实所以超过预定死亡的时间。我的老师说过："胃能容留消化食物就能超过预定的死亡时间，不能容留消化食物就拖不到预定的死亡时间。"

　　齐国姓淳于的司马病了，淳于意诊脉后说："你应该是迵风病。迵风病的症状是，饮食咽下后又吐出，得这种病的原因，是吃过饱饭就快跑的缘故。"淳于司马回答说："我到君王家吃马肝，吃得很饱，看到酒来了，就跑过去了，后来又骑着快马回家，到家就下泄几十次。"淳于意告诉他说："把火剂汤药用米汁送服，过七八天就会痊愈。"当时医生秦信在一边，淳于意离去后，他对身旁的都尉说："他认为司马得的什么病？"回答说："认为是迵风病，能够治疗。"秦信就笑着说："这是不知道病情啊。司马的病，依照病理会在九天后死去。"后来经过九天淳于司马没有死，司马家又召请淳于意去。淳于意去后询问病情，全像淳于意所诊断的那样。淳于意就为他调制火剂米汤让他服用，七八天后病就好了。淳于意之所以能知道他的病，是因为诊他的脉时，他的脉象完全符合正常的法则。他的病情和脉象一致，所以才不会死去。

耳聋治肺

【出处】〔清〕任锡庚《王氏医案绎注》。

【原文】 孙位申患感①，证见耳聋。医者泥于少阳小柴胡之例，聋益甚。孟英视之，曰：伏暑②也，与伤寒治法何涉。改投清肺之药，聋减病安（耳聋治肺，诊断伏暑，必有脉证可凭。此必小柴胡汤中，多用参草枣胶锢③暑邪）。将进善后法矣。忽一日耳复聋，询悉误服葛粉一碗，不啻④误服小柴胡一剂。复投整肃肺胃药，寻愈。

【注解】 ①患感：外感邪气。②伏暑：病名，发于深秋至冬月。③胶锢：锢，同"固"。胶着牢固。④不啻：不异于。

【白话文】 孙位申得感冒，出现耳聋症状。医生拘泥于《伤寒论》少阳证的治法，运用小柴胡汤，耳聋得更厉害了。王孟英去诊病，说："这是伏暑，和伤寒的治法有什么关系呢？"改用清肺的药，耳聋的症状缓解了，病情稳定了（耳聋从肺治疗，诊断为伏暑，一定有脉象作为凭证。如果用小柴胡汤，里面多用人参、甘草、大枣会使暑邪郁闭于体内）。于是继续给他服用调理善后的汤药。孙位申突然有一天又耳聋了，问清楚发病原因，原来是他误喝了一碗葛根粉，这不异于误喝了一帖小柴胡汤。再给他喝调理清肃肺胃的汤药，不久便痊愈了。

放血治疗

【出处】 〔明〕陈实功《外科正宗》。

【原文】 一妇人年近四旬，夫主不利，愁郁种种，抱怀不散。时值季夏①，岁荒②之极，腮发一疔，六日后方延予视，其时疔毒已经走散，头、目、唇、项俱肿，形色紫赤。予曰：肉肿疮不肿，乃疔毒走黄③，不治之症。彼妇流涕叹曰：一家皆绝也。予问曰：何其如此？妇又曰：吾夫乃不肖之人，妇有一女二子，俱未适配，设若妇死寄托于夫，子女日后必为流荡辈也。故妇在一家生，妇逝一家死，自然之理。予时闻之，沉吟不已。如此何以得生，不忍弃治，况此疮势大，又非药力可回。思之，当先雇一贫人，以饭餐饱，再引火酒数杯，随用针刺肿上十余处，令彼噙吸恶血数碗，将温汤洗净，用蟾酥锭磨浓涂之，四围敷金黄散早、晚二次，内以护心散、蜡矾丸清心护里，兼服降火化痰、开郁安神之药调治，庶保不变。吸血之后，余肿稍退。又至六日，夫又对言，何其不死？彼妇相闻甚苦，暴怒之极，仍又复肿，比前尤甚也。复用针刺肿甚上约十余处，出血三四碗，针孔上小膏盖贴，余肿仍敷。其人出血多而其内必虚，以人参养荣汤加香附、贝母服数日后，针口渐脓，余肿渐消，原疮处复得高肿，仍用蟾酥条插化，亦渐腐溃。外用生肌敛口，内服开郁和中、养血健脾等剂调理百日外方愈……此妇愈后，二子一女俱以婚配，见今已六旬半矣。

【注解】 ①季夏：是夏季的最末一个月，即农历六月，即中医术语里的长夏。②岁荒：荒年。③走黄：多有疔疮病史，局部症状多为在原发病灶处忽然疮顶陷黑无脓，肿势软漫，迅速向周围扩散，边界不清，失去护场，皮色转为暗红。全身症状有寒战，高热，头痛，或恶心、呕吐，或咳嗽、气喘，或发瘀斑、黄疸等，甚则神志昏迷等。

【白话文】 一位妇人年近四十，丈夫对她很不好，各种苦恼抑郁积存心中。正值长夏，年成极坏，妇人的腮部发了一个疔，六天之后才请我去看，那时候疔毒已经走散，头部、眼部、唇部、项部都肿了，颜色紫红。我说："肉肿但是疮不肿，为疔毒走黄，是不治之症。"那妇人流泪叹息道："一家人都要完了。"我问她："为什么会这样？"她说："我的丈夫品行不正，没有出息，我有一个女儿，两个儿子，都没结婚，如果死后子女寄托给丈夫，以后一定变成流浪的人，所以我活着则一家人都活，我死则一家人都死，很自然的道理。"我当时听了以后，沉默不语。她病到这个程度怎么能活，但不忍心放弃治疗，可疮面这么大，病势危急，用药都很难挽回。思考了一下，应当先雇一个穷人，让他吃饱饭，再请他喝几杯烈酒，然后用针在妇人肿起来的地方刺十几处，让他吸出坏血好几碗，之后用温水清洗干净疮面，用蟾酥锭涂在疮面上，用金黄散敷在四周，早、晚两次。内服护心散、蜡矾丸清心顾护体内，再兼服降火化痰、解郁安神的药调治，大概能保全不死。吸去毒血之后，肿势稍微消退了些。又过了六天，妇人的丈夫对她说，怎么还没死？那妇人听了之后非常痛苦，愤怒之极，病灶又肿了起来，比以前更加厉害了。我又在肿的地方用针刺十几处，流出毒血三四碗，针孔上用小膏药贴好盖在上面，其他肿处仍敷金黄散。出血多，体内必虚，用人参养荣汤加香附、贝母，服几天后，针口渐渐脓肿聚集，其他肿的地方渐渐消退，原来的创面肿得很高，仍然用蟾酥条插在患处，慢慢地就消肿破溃了。外用生肌散，收敛疮口，内服开郁和中、养血健脾等方剂调理，一百多天后才治愈……妇人痊愈之后，两儿一女都已结婚，她现在已经六十五岁了。

肺寒误治

【出处】〔宋〕钱乙《小儿药证直诀》。

【原文】 京东转运使李公，有孙八岁，病嗽而胸满短气。医者言肺经有热，用竹叶汤、牛黄膏各二服治之，三日加喘。钱曰："此肺气不足，复有寒邪，即使喘满①。当补肺脾，勿服凉药。"李曰："医已用竹叶汤、牛黄膏。"钱曰："何治也？"医曰："退热、退涎。"钱曰："何热所作？"曰："肺经热而生嗽，嗽久不除生涎。"钱曰："本虚而风寒所作，何热也？若作肺热，何不治其肺而反调心？盖竹叶汤、牛黄膏，治心药也。"医有惭色。钱治愈。

【注解】 ① 喘满：中医病证，表现为心下痞坚，面色黧黑，其脉沉紧。

【白话文】 京东转运使李公，孙子八岁，患咳嗽而胸闷短气。医生说是肺经有热，用竹叶汤、牛黄膏各两剂治疗，三天后出现喘证。钱乙说："这是肺气不足，复感寒邪，所以才会喘满。应当补肺脾，不可服用凉药。"李公说："医生已经用了竹叶汤、牛黄膏。"钱乙问："治疗什么？"医生说："清热化痰。"钱乙问："哪里有热象？"医生回答说："肺经有热邪所以会咳嗽，咳嗽病久不除去就会生痰饮。"钱乙说："本来肺气虚，又被风寒之邪所犯，哪里有热？如果是肺热，为什么不治疗肺脏反而调理心火呢？竹叶汤、牛黄膏是治疗心火的药物。"医生面露惭愧之色。钱乙治疗后孩子痊愈了。

肺失治节

【出处】 〔清〕李用粹《旧德堂医案》。

【原文】 协镇王公生长蓟北，腠理闭密。癸卯秋谒①提台梁公于苇城，乘凉蚤②归中途浓睡，觉恶寒发热。缘素无病患，不谨调养，过食腥荤，日增喘促，气息声粗，不能安枕，更汗出津津，语言断落，不能发声。延予商治，六脉洪滑，右寸关尤汩汩动摇。以脉合证知为痰火内郁，风寒外束，正欲出而邪遏之，邪欲上而气逆之，邪正相搏，气凑于肺。俾橐籥之司③失其治节，清肃之气变为扰动。是以呼吸升降不得宣通，气道奔迫发为肺鸣。一切见证咸为风邪有余，肺气壅塞之徵。若能散寒驱痰，诸病自愈。乃用三拗汤（三拗汤麻黄不去根节，杏仁不去皮尖，甘草生用。按，此方治感冒风寒，咳嗽鼻塞。麻黄留节发中有收，杏仁留尖取其能发，留皮取其能涩，甘草生用补中有发，故名三拗）加橘红、半夏、前胡，一剂而吐痰喘缓，二剂而胸爽卧安。

【注解】　① 谒：拜见。② 蚤：古同"早"。③ 橐龠之司：比如肺。

【白话文】　协镇王公生长在蓟北，肌肤腠理致密。癸卯年秋天在茸城拜见提台的梁公，趁凉在早上回来途中熟睡，之后感觉恶寒发热。他平素无病，因而不注重调养，过食腥荤，反而喘促日重，气息声粗，不能安睡，汗出津津，说话时断时续，不能发声。请我去诊治，六脉皆洪滑，右手寸关犹如水流一般。脉证结合可以看出是痰火内郁，风寒外束，正气欲出而被邪气遏制，邪气欲上而气逆，邪正相搏，气积聚于肺。肺失其治节，清肃之气成为扰动之气。因此呼吸升降不能通畅，气道紧迫发为肺鸣。所有的症状都因风邪有余，肺气壅塞造成的。假若能散寒祛痰，所有的症状都能痊愈。用三拗汤（三拗汤中麻黄不去根节，杏仁不去皮尖，甘草生用。用此方治疗感冒风寒，咳嗽鼻塞。麻黄留节为了发中有收，杏仁留尖为了其能升发，留皮为了其能收涩，甘草生用则补中有发，故名为三拗汤），再加橘红、半夏、前胡，一剂之后便痰喘缓解，两剂过后便胸畅卧安。

肺消之脉

【出处】　〔西汉〕司马迁《史记·扁鹊仓公列传》。

【原文】　齐章武里曹山跗病，臣意诊其脉，曰："肺消瘅也，加以寒热。"即告其人曰:"死,不治。适其共养,此不当医治。"法曰"后三日而当狂,妄起行,欲走;后五日死",即如期死。山跗病得之盛怒而以接内。所以知山跗之病者,臣意切其脉,肺气热也。脉法曰"不平不鼓①,形弊"。此五藏高之远数以经病也,故切之时不平而代。不平者,血不居其处;代者,时参击并至,乍躁乍大也。此两络脉绝,故死不治。所以加寒热者,言其人尸夺。尸夺②者,形弊;形弊者,不当关灸镵石及饮毒药也。臣意未往诊时,齐太医先诊山跗病,灸其足少阳脉口,而饮之半夏丸,病者即泄注,腹中虚;又灸其少阴脉,是坏肝刚③绝深,如是重损病者气,以故加寒热。所以后三日而当狂者,肝一络连属结绝乳下阳明,故络绝,开阳明脉,阳明脉伤,即当狂走。后五日死者,肝与心相去五分,故曰五日尽,尽即死矣。

【注解】 ① 不平不鼓:脉搏的搏动时起时伏,搏动无力。② 尸夺:精神涣散躯体如尸。③ 肝刚:肝脏的阳气。

【白话文】 齐国章武里的曹山跗生病,淳于意诊脉后说:"这是肺消瘅,加上寒热的伤害。"淳于意告诉他的家人说:"这种病必死,不能治愈。你们就满足患者的要求,去供养他,不必再治了。"医学理论说:"这种病三天后会发狂,乱走乱跑,五天后就死。"后来果然如期死了。山跗的病,是因为大怒后行房事得的。淳于意所以知道山跗的病,是因为淳于意切他的脉,从脉象发现他有肺气热。脉象理论说:"脉来不平稳不鼓动的,身形羸弱。"这是肺、肝两脏多次患病的结果。所以我切脉时,脉状不平稳而且有代脉的现象。脉不平稳的,是血气不能归藏于肝;代脉,时杂乱并起,时而浮躁,时而宏大。这是肺、肝两络脉断绝,所以说是死而不能治。淳于意所以说"加以寒热",是因为他精神涣散躯体如尸。精神涣散躯体如尸的人,他的身体一定会羸弱;对羸弱的人,不能用针灸的方法,也不能服药性猛烈的药。淳于意没有为他诊治前,齐国太医已先诊治他的病,在他的足少阳脉口施灸，而且让他服用半夏丸，患者马上下泄，腹中虚弱；又在他的少阴脉施灸，这样便重伤了他的肝脏阳气。如此一再损伤患者的元气，因此说它是加上寒热的伤害。所以说他"三天以后，当会发狂"，是因为肝的络脉横过乳下与阳明经相连结，所以络脉的横过使热邪侵入阳明经脉，阳明经脉受伤，人就会疯狂奔走。过五天后死，是因肝、心两脉相隔五分，肝脏的元气五天耗尽，元气耗尽人就死了。

风寒湿痹

【出处】〔清〕李用粹《旧德堂医案》。

【原文】 上洋秦斋之，劳欲①过度，每阴雨左足麻木，有无可形容之苦。历访名医，非养血即补气，时作时止，终未奏效。戊戌春病势大作，足不转舒，背心一片，麻木不已。延予治之。左脉沉紧，右脉沉涩，此风湿寒三气杂至，合而为痹。其风气胜者为行痹，寒气胜者为痛痹，湿气胜者为着痹。着痹者即麻木之谓也。明系湿者邪，内着痰气凝结，郁而不畅，发为着痹。须宣发燥湿之剂，加以报使之药，直至足膝，庶湿痰消而大气周流也。方以黄芪、苍术、桂枝、半夏、羌活、独活、防己、威灵仙数帖而痊。

【注解】 ① 劳欲：房劳、房事。

【白话文】 上洋的秦斋之，房劳过度，每到阴天下雨的时候左足便麻木，有难以形容的痛苦。拜访许多名医，无外乎养血补气等方法，时作时止，终究未能奏效。戊戌年春病势大发作，足部不适，足背、足心乃至整个足部都麻木不已。请我过去诊治。他左脉沉紧，右脉沉涩，此为风湿寒三气杂合而引起痹证。若偏于风气则引起行痹，偏于寒气则为痛痹,偏于湿气则为着痹。着痹便是所谓的麻木。很明显是湿邪引起的,内有痰气凝结,郁而不畅,发为着痹。须用宣发燥湿之剂,加以引经之药,直至足膝,则湿痰消散而气机流畅。拟方黄芪、苍术、桂枝、半夏、羌活、独活、防己、威灵仙,数帖而痊愈。

风蹶之脉

【出处】 〔西汉〕司马迁《史记·扁鹊仓公列传》。

【原文】 济北王病,召臣意诊其脉,曰:"风蹶胸满。"即为药酒,尽三石①,病已。得之汗出伏地。所以知济北王病者,臣意切其脉时,风气也,心脉浊。病法"过入其阳,阳气尽而阴气入"。阴气入张②,则寒气上而热气下,故胸满。汗出伏地者,切其脉,气阴。阴气者,病必入中,出及灊水③也。

【注解】 ① 石:汉代度量单位,一石重一百二十斤。一说"石"当为"日"字。② 入张:入侵扩张,意指阴气内盛。③ 出及灊水:病邪随着淋漓汗液流出。

【白话文】 济北王病了,召淳于意去诊脉,淳于意说:"这是'风厥'使胸中胀满。"就为他调制药酒,他喝了三石,病就好了。他的病是因出汗时伏卧地上而得。淳于意所以知道济北王的病因,是因为切脉时,脉象显示有风邪,心脉重浊。病理说:"病邪入侵体表,体表的阳气耗尽,阴气就会侵入。"阴气入侵嚣张,使寒气上逆而热气下流,就使人胸中胀满。出汗时伏卧在地的人,切他的脉时,他的脉气阴寒。脉气阴寒,病邪必然侵入内里,服用药酒后邪气就随着汗液流出来了。

风痰致昏

【出处】　〔清〕王堉《醉花窗医案》。

【原文】　里中段某之妻，年廿余，忽患昏乱，浑身颤汗，口塞①不能言，腹中满闷，颠倒欲绝。其家以为祟，招女巫驱之。女巫多索粟帛，用香褚祈禳之，病不减。三日后，求余视之，诊其六脉乱动，沸如泉涌，且手足乍屈乍伸，不可把握。乃告之曰，此风痰也。少年气盛，下之则愈。乃命服祛风至宝丹（滑石、川芎、当归、甘草、白芍、防风、白术、石膏、黄芩、桔梗、熟地、天麻、人参、羌活、独活、栀子、连翘、薄荷、麻黄、大黄、芒硝、川连、黄柏、细辛、全蝎）。至晚则大便出红黄秽物数筒，次早而安。又请往视，六脉俱平，神气清爽。告曰，病已去，不必服药，但避风寒，节饮食，不久痊愈。半月后酒肉来谢，余知其贫，却之。

【注解】　① 塞：行动迟缓不利落。

【白话文】　里中段某的妻子，二十多岁，忽然得了昏乱，浑身颤抖出汗，不能说话，腹中满闷，颠来倒去好像要死了。他的家人以为是鬼在作祟，找来女巫驱赶。女巫要了很多粮食钱财，烧香祈祷，但病没有减轻。三天后，求我去看，诊脉发现患者六脉乱动，像泉水般沸腾，而且手足突然屈突然伸，不能握紧。于是告诉家属说，这是风痰。年轻气盛，用下法治疗就好了。于是让患者服用祛风至宝丹（滑石、川芎、当归、甘草、白芍、防风、白术、石膏、黄芩、桔梗、熟地、天麻、人参、羌活、独活、栀子、连翘、薄荷、麻黄、大黄、芒硝、川连、黄柏、细辛、全蝎）。到了晚上，拉出许多红黄色大便，第二天早上就好了。又请求我去看,患者六脉都平稳,神气清爽。我告诉说,疾病已经好了,不必吃药,但要避风寒,节制饮食,不久就会痊愈。半个月后段某带着酒肉来道谢,我知道他很贫困,就谢绝了。

风温误补

【出处】 〔清〕雷丰《时病论》。

【原文】 里人范某,患风温时病,药石杂投,久延未愈。请丰诊视,视其形容憔悴,舌苔尖白根黄,脉来左弱右强,发热缠绵不已,咳嗽勤甚,痰中偶有鲜血。此乃赋禀素亏,风温时气未罄①,久化为火,刑金劫络,理当先治其标,缓治其本。遂以银翘散,去荆芥、桔、豉,加川贝、兜、蝉,此虽治标,实不碍本。倘见血治血,难免不入虚途。病者信补不服,复请原医,仍用滋阴凉血补肺之方,另服人参、燕窝。不知温邪得补,益不能解。日累日深,竟成不起。呜呼! 医不明标本缓急,误人性命,固所不免矣。

【注解】 ① 罄:尽,消退。

【白话文】 乡里有个姓范的人,得了风温时病,乱服方药,经久不愈。请雷丰来诊治,见其面容憔悴,舌苔尖白根黄,脉左弱右强,发热缠绵不退,咳嗽尤甚,痰中偶尔有鲜血。这是体质素来亏虚,而风温之邪不退,久而化火,刑肺金伤肺络,应当先治其标,缓治其本。于是用银翘散,去荆芥、桔梗、豆豉,加川贝、马兜铃、蝉蜕,这虽然是治标之方,但也不伤其本。如果见血治血,难免不造成无效的情况。但患者认为应当补益而不服汤药,又请了原来的医生来看病,仍然使用滋阴凉血补肺之方,另服人参、燕窝。殊不知温热之邪得补益之药,

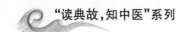

则更不能清解。患者病情一天天加重，最后一病不起。唉！医者不懂标本缓急，贻误性命，这是在所难免的。

封浴治搐

【出处】〔宋〕钱乙《小儿药证直诀》。

【原文】 李司户孙病，生百日，发搐三五次。请众医治，作天钓①或作胎惊痫，皆无应者。后钱用大青膏如小豆许，作一服发之。复与涂囟法封之，及浴法，三日而愈。何以然？婴儿初生，肌骨嫩怯，被风伤之，子不能任，故发搐。频发者，轻也。何者？客风在内，每遇不任即搐。搐稀者，是内脏发病，不可救也。搐频者，宜散风冷，故用大青膏，不可多服。盖儿至小，易虚易实，多即生热，止一服而已，更当封浴，无不效者。

【注解】 ① 天钓：病证名，又名天钓惊风、天吊惊风，即婴幼儿高热、抽搐证，属于惊风的范围。

【白话文】 李司户的孙子生病了，生下来一百天，就发生三五次抽搐了。李司户请了很多医生来治疗，都当作小儿惊风或小儿惊痫治疗，都没有效果。后来钱乙用小豆大小的大青膏，给孩子服用一次发散病邪。之后用涂囟法封住囟门，加用洗浴法，三天就痊愈了。怎么会这样呢？婴儿初生，肌肉和骨骼都很柔嫩怯弱，被风邪伤到，孩子无法承受风邪，所以发生抽搐。抽搐频频发作的孩子，症状是轻的。为什么呢？风邪在体内，每次孩子抵抗力低下的时候就抽搐。抽搐稀发的孩子，是内脏的疾病，没有救治的办法了。抽搐频繁，宜发散风寒之邪，所以用大青膏，不可以过服。婴儿那么小，容易虚实交杂，多用发散风寒的药物会生热，只要服用一次大青膏就停止，然后涂封囟门沐浴，都有效果。

伏暑似痢

【出处】 〔明〕董宿《奇效良方》。

【原文】 治伏暑①，下血如久痢。崇宁二年，自太府出为发运，夏及秋患痢两月，一日一夜三四十次，然血多白少，名医皆曰此痢也，闻泗州青阳镇李中和助教②善医，即遣人召之。中和至看脉，即曰此非痢也，始甚怒之，徐③叩④之，李曰："血多白少，小便涩少，即非痢。"其言中余之病，心已神之，乃是旧因伏暑，小便转导入大腑⑤，由心经而过，遂化为血，大小便下，故其状似痢而非痢也，但令大小便各归本脏即安。

通草　木通(各半两)　泽泻(一分)　竹茹(二钱少用，老人减半)

上锉如大米粒，或为细末，就锉时即每服秤三钱，水一盏，煎至七分，温服细末，即每服之皆安，故记传久。

【注解】 ①伏暑：炎热的夏天。②助教：古代学官名，协助国子祭酒、博士教授生徒。③徐：慢慢，轻轻。④叩：旧时一种礼节。⑤大腑：大肠。

【白话文】 治疗炎热的夏天腹泻拉血便就像持续很久的痢疾。崇宁二年，自太府出发运粮。夏季及秋季患上痢疾两个月，一天一夜就腹泻三四十次，但是大便血多白少，名医们都说这是痢疾。听闻泗州青阳镇李中和助教擅长医术，因此立即派人去请他。李中和到了之后诊察脉象，随即说这不是痢疾，刚开始听了我很生气，之后叩拜他。李中和说："血多白少，小便艰涩量少，这不是痢疾。"他还说中了其他的病证，心里已经知道是何病。这个病是因为旧疾在炎热的夏天发作，小便之病传导入大肠，从心经经过，于是化为血，大小便都出现异常。所以这表面现象看起来像是痢疾其实并非痢疾，只要让大小便各归属于自身的脏腑就能治好。

通草　木通（各半两）　泽泻（一分）　竹茹（二钱少用，老人减半）

以上药物锉成如大米粒大小，或者磨为细末，锉时就着每次三钱，水一盏，煎至七分，温服细末，服药后就都好了，因此记录这个故事使它流传久远。

甘温除热

【出处】〔清〕李用粹《旧德堂医案》。

【原文】嘉定孝廉①陆佑公长子，童年发热，遍尝凉药，热势更炽，昼夜不减，复认阳明热证，投大剂白虎，禁绝谷食，致肌肉消瘦，渐致危困。迎予往治。见面色枯而不泽，脉现细数，力断大虚之证，速用甘温之药，庶可挽回。佑老骇②曰：皆言外感寒热无间，内伤寒热不齐，今发热昼夜不已，而反言内虚者，必有确见，愿聆其详。予曰：阳虚昼剧，阴虚夜剧，此阴阳偏胜，因有界限之分。今脾胃并虚，阴阳俱病，元气衰残，阴火攻冲，独浮肌肤，表虽身热如焚，而寒必中伏。况肌肉消铄③，脾元困惫也。彻夜无卧，胃气不和也。面无色泽，气血不荣也。脉象无神，天真衰弱也。此皆不足之明验。若禁用五味则胃气益孤④，专服寒凉则生气绝灭。宜晨服补中益气汤加麦冬、五味，以培资生之本，暮服逍遥散以疏乙木之郁，兼佐浓鲜之品苏胃养阴，庶元神充而虚阳内敛也。令先饮猪肺汤一碗，当即安睡，热即稍减，遂相信用药。服十剂而精神爽快，调理经年，眼参数斤，乃获全愈。

【注解】①孝廉：明清时期对举人的称呼。②骇：惊讶、惊叹。

③ 消铄：瘦削。④ 益孤：更加衰败。

【白话文】 嘉定举人陆佑公的长子，童年时发热，尝遍寒凉之药，热势反而更盛，昼夜不减，都认为是阳明热证，投以大剂量的白虎汤，禁止饮食，以致肌肉瘦削，渐至病危。请我过去诊治。发现其面色枯槁无泽，脉细数，可以肯定是大虚之证，马上使用甘温之药，才有所挽回。陆老惊讶地说："都说是外感引起的寒热无间断，内伤引起的寒热不规律，现在发热昼夜不停，反而说是内虚，必有准确的见地，愿闻其详。"我说："阳虚发热白天较重，阴虚发热夜晚较重，此乃阴阳偏盛，有界限之分。目前脾胃虚弱，阴阳俱虚，元气不足，阴火攻上，浮于肌肤，虽然肌肤身热如焚，而阴寒必定内伏，况且肌肉瘦削，乃脾气不足。彻夜不眠，乃胃气不和。面无色泽，乃气血不荣。乃脉象无神，元气衰败。这些都是胃气不足的明显证据。假如禁用五味则胃气更加衰败，专服寒凉之药则阳气灭绝。所以宜清晨服用补中益气汤合麦冬、五味子，用以培养脾胃滋生之本，傍晚服用逍遥散用以疏通肝气，佐以浓鲜之品养胃阴，则元气充盛而虚阳内敛。"遂令他先服猪肺汤一碗，当晚即安然入睡，热势稍减，因而相信我的用药方法。服用十剂之后精神焕发，调理数年，用人参几斤，获得痊愈。

肝木克土

【出处】 〔清〕王堉《醉花窗医案》。

【原文】 介①之城东，马如村郭某，在城货烛②，人素迂谨。夏间由介赴祁，往返数四，以躁急故，患胸满不食。时我介疫气流行，自以为染疫，急服散药，而气乏声微，愈不可耐。别易一医以为肾虚，用医家肾气丸补之，服四五剂转益甚，几至昏不知人，乃转人延余治。至其家，问何病？则曰："成虚痨矣。"问："午热自汗，咳嗽气喘乎？"曰："否。"然则非虚痨。提腕而诊之，则两寸尺俱平平，两关皆坚而滞，而右关微带弦象。乃告之曰："此肝木克脾土也。病由一时气不遂，兼发急躁，以致肝气壅塞脾胃，因而胸满不食，理宜平肝清燥，医者以桂附补之，脾胃愈塞，不增甚何待乎？此时宜先解桂附之药力，然后进以疏肝健脾之品，不过半月保无事矣。"病者喜急索方，乃开平胃散加山楂、麦芽以消之。病者争曰："余素无食积，兼久不进食，君用销③食之药，不亦悖乎？"余笑曰："君第④知平胃散为销食之药，不知君脾胃中虽无食，却有桂附，我之用平胃散非销食，乃解药毒也。药毒不解，胸中终难爽快。人第知平胃散销食，而不知药亦积，非此不能开脾胃之路，此俗医拘其方，而不究其理，所以多误也。"病者欣然服之。越三日又请视之，则胸中宽展，渐思食矣。乃继以逍遥散理其脾而清其肝。告曰："不五剂君必起，但服香砂六君子丸半斤，便更壮健。"郭如言服之，半月后仍入城货烛矣。

【注解】　①介：城的边界处。②货烛：卖蜡烛。③销：同"消"。④第：只。

【白话文】　东城的边界，马如村的郭某，在城里卖蜡烛，人一向迂腐谨慎。夏季之间由边界到人多的地方，往返数次，因为急躁的缘故出现胸中满闷，不想吃饭。当时传染病流行，自以为是染了疫病，赶紧用药，却短气声音微弱，更不能忍受。另外换一个医生认为是肾虚，用医家肾气丸补肾，服四五剂后病情变得更加严重，几乎昏不知人，于是转而叫人请我去医治，到他家，问是什么病？就说："成虚痨了。"问他："中午会热了出汗、咳嗽气喘吗？"回答说："不。"这不是虚痨。提手腕而诊脉，两尺脉都很平稳，两关脉都坚硬而滞，且右关脉微带弦象。于是告诉他说："这是肝木克脾土。由于一时气不顺，又急躁，以致肝气阻塞脾胃，所以胸满不食，按理应该平肝清燥，医者用桂枝、附子滋补，脾胃更堵塞，不更加严重还能怎么样呢？此时应先解开桂枝、附子的药力，然后再用疏肝健脾之品，不到半个月保你无事。"患者高兴地急忙问我索要方药，于是开平胃散加山楂、麦芽以消食。患者争辩说："我从来没有积食，加上长时间不进食，你用消食的药，岂不是太荒谬了吗？"我笑着说："你只知道平胃散是消食药，不知道你脾胃中虽然没有食物，却有桂枝、附子，我用平胃散不是消食，而是解除药物之毒的。药物毒性不解，胸中始终难以畅快。人们只知道平胃散消食，却不知道药也是积滞，不这样做不能开脾胃之路，一般的医生拘泥于方药，而不追究其中的道理，所以有很多错误。"患者高兴地服用了。过了三天又请我去看，其心胸宽阔，渐渐想吃东西了。我继续用逍遥散理脾清肝。告诉他说："不用五剂药你一定能好转，如果服用香砂六君子丸半斤，就更健壮了。"郭某听从我的话服用，半个月后就可以进城卖蜡烛了。

肝木侮土

【出处】〔清〕王堉《醉花窗医案》。

【原文】 里中田大授，家少裕，而年老无子，妻悍不敢置妾，后以失业窘于财，郁而为病。城中有老医名荣同者，田素信之，请其诊视。荣曰："风寒外感也。"散之不效。又视之曰："年老气虚也。"补之益甚。荣穷于术，乃邀余治。诊其肝脉滑数，脾部见弦急，且三至一息。乃曰："君所患为肝气郁结，木来侮土，土已败矣。病可小愈，命不可保也。"田似嫌其唐突，请示一方，余以逍遥散合左金丸进之。数服而病减，进饮食矣。又请视之，诊其肝脉稍长，而脾脉如故。知不能愈，乃以逍遥散敷衍之。半月，精神爽健，出入游行。值村中演优戏，相见于庙庑，告余曰："病已全除，当无恐。"余曰："脉至不息方可。"后半年，余赴都。及来春归，询之，已攲殁①数月矣。

【注解】 ① 攲殁：攲，倾斜；殁，死亡。攲殁：死亡。

【白话文】 同乡田大授，家境富裕，但是年老无子，妻子凶悍，不敢纳妾，后来因为失业，钱财窘迫，郁闷而病。城中有老医生名字叫荣同，田一直相信他，请他来诊治。荣说："是外感风寒。"用发散的药物无效。又看了看说："是年老气虚。"用补药更严重。荣没有办法，邀请我诊治。患者的脉象肝脉滑数，脾脉弦急，并且搏动三下停一下。我就说："您所患的是肝气郁结，木来侮土，脾土已经败落了，病可以稍微好一点，但是性命已经保不住了。"田某好像嫌我唐突，请我开一方给他，我给他开了逍遥散合左金丸。服用了几剂病情就减轻了，可以吃饭喝水了。又请我去看，诊他的脉见肝脉稍长，但是脾脉照旧。知道不能痊愈，于是用逍遥散敷衍他。半个月，他精神爽快身体健康，出入游玩。正好村里在演戏，在庙廊见到他，告诉我说："病已完全好了，没有什么好担心了。"我说："脉搏不间断才会好。"半年后，我去了京都。等到来年春天回来，询问他的情况，才知道他已去世几个月了。

肝脾有余

【出处】 〔清〕俞震《古今医案按》。

【原文】 孙东宿治臧六老，上吐血，下泻血，胸膈背心皆胀。原①从怒触，又犬肉所伤，故发热而渴。医者用滋阴降火药，胸背愈胀，血来更多。孙诊之两关俱洪滑有力，曰：此肝脾二经有余证也。作阴虚治，左②矣。阴虚者脉数无力，今之脉既不同，午后潮热，夜半而退，与今之昼夜常热者，亦不同也。《经》云：怒伤肝，甚则呕血并下泄。胸背胀痛，瘀血使然。脾为犬肉所伤，故不能统血。误用地黄、知、柏等剂，是以脾益伤，而上焦瘀血愈滞也。即与山楂、香附、枳实，调气消导为君；丹参、丹皮、桃仁、滑石、茅根，化瘀血为臣；黄连、芦根，解犬肉之热为佐。四帖胸背宽，吐血止。惟腹中不舒，仍以前药同保和丸与之，大下臭黑粪而全安。

【注解】 ①原：推究。②左：错误、偏差。

【白话文】 孙东宿治疗臧六老，臧六老患吐血、便血，胸膈后背都发胀。原因是因为怒气而触动，又被狗肉所伤，所以发热而口渴。医生用滋阴降火的药物，胸背部更加胀满，出血更多了。孙东宿诊察，发现两手关部均洪滑有力，说：这是肝脾两经的有余之证。按阴虚治疗是错误的。阴虚证脉象应该数而无力，现在的脉象与之不同；午后潮热，夜半而退，与一般的昼夜经常发热也不同。《内经》说：怒伤肝，严重者呕血并且下泄。胸背胀痛，是有瘀血。脾因狗肉受伤，所以不能统摄血液。误用了地黄、知母、黄柏等药，更加伤脾，而上焦的瘀血更加凝滞。就用山楂、香附、枳实，调气消导为君药，丹参、牡丹皮、桃仁、滑石、白茅根，化瘀血为臣药，黄连、芦根，解除狗肉之大热为佐药。四剂后胸背宽松，吐血止住。只有腹中不适，仍用前药加入保和丸，排下很多臭黑粪而痊愈。

肝旺凌脾

【出处】 〔清〕李用粹《旧德堂医案》。

【原文】 内卿令①乔殿史次君，自幼腹痛，诸医作火治、气治、积治，数年不愈。后以理中、建中相间而服亦不见效，特延予治。六脉微弦，面色青黄。予曰：切脉望色咸属肝旺凌脾，故用建中，以建中焦之气。俾脾胃治而肝木自和，诚为合法，宜多服为佳。复用数帖，益增胀痛。殿史再延商治，予细思无策，曰：贤郎之痛发必有时，或重于昼，或甚于夜，或饥饿而发，或饱逸而止，治皆不同。殿史曰：方饮食下咽，便作疼痛，得大便后，气觉稍快，若过饥则痛，交阴分则贴然②。予曰：我得之矣。向者所用小建中亦是治本之方，但药酸寒甘饴发满，所以无效。贤郎尊恙缘过饥而食，食必太饱，致伤脾胃失运用之职，故得肝旺凌脾之候，所谓源同而流异③者是也。今以六君子汤加山查、麦芽助其建运之机，令无壅滞之患，则痛自愈也。服二剂而痛果止，所以医贵精详不可草草。

【注解】 ① 内卿令：古代官名。② 贴然：安静、平静。③ 源同而流异：起始相同而终结不同。

【白话文】 内卿令乔殿史的二儿子，自幼腹痛，很多医生都从火、从气、从积治疗，多年不愈。后用理中、建中之剂相间服用也不见效，特地请我过去诊治。其脉象六脉微弦，面色青黄。我说："从脉象和面色来看，都是肝旺凌脾之象，故用建中汤，以增强中焦之气。待到脾胃完好则肝木自和，治疗方法无误，应该多服。"又用了几帖药，胀痛更甚。乔殿史再次请我过去诊治，我仔细思量之后没有对策，说："贤郎这个腹痛发作必定有规律，有时白天严重，有时夜晚严重，有时饥饿时发作，有时饱餐后停止，治疗都不同。"乔殿史说："饮食下咽的时候便会疼痛，大便之后有所缓解，假如过度饥饿也会疼痛，交阴分则缓解。"我便说："我明白了。之前用的小建中的确是治本之方，但由于药味酸寒甘饴产生胀满，所以无效。贤郎这样是因为过饥而食，食必太饱，致使脾胃失于运化，所以才出现肝旺凌脾的症状，正所谓源头相同而走向不同而已。现在我用六君子汤加山楂、麦芽助其建运之机，使得它没有壅滞之祸患，腹痛自然愈合了。"服用二剂之后腹痛果然停止，所以医者重在精细参详病证，不可草率对待。

肝郁气逆

【出处】 〔清〕王堉《醉花窗医案》。

【原文】 同谱王丹文茂才之父，余执子侄礼，少游江湖，权子母①，工于心计，故握算持筹②资无少缺。晚年出资在永宁州生息，忽为典商负千金，州郡控诉，未获归赵③，忧郁而病，兼家务多舛，遂得气逆症。腹满身痛，转侧不安。他医投补剂，转增剧。丹文邀余诊视，其脉多伏，惟肝部沉坚而涩，且三二至辄一息。知力④肝郁，因以苏子降气汤合左金丸进，三服而气稍舒。又视之，肝部⑤有长象，又益颠倒木金散进之，十剂后，腹减而气舒，饮食进，精神作矣。一日留晚餐，座中仍令诊之，脉息如故，余未便明言，归语家人云：三伯肝脏已绝，病恐不起。家人曰：已愈矣，何害？余曰：此脉不关此病，此病易愈，此脉不可转也。况见肝脏，必死于立春前后。家人以余故神其说，置不信，余遂北上。至冬病作，竟医药无效，于腊月廿四日终于家。余由京归，家人语其事，咸诧异焉。

【注解】 ①权子母：以资本经营或借贷生息，经商之义。②握算持筹：原指筹划，后称管理财务。③归赵：指蔺相如完璧归赵之事，全数归还之义。④力：威力。⑤肝部：寸口肝部。

【白话文】 同谱的王丹文茂才的父亲，我尊他为叔辈，他年轻的时候游历江湖，经商，工于心计，所以手中的钱财从来没有缺少。晚年在永宁州经商，忽然因为典商而赔了很多钱，去州郡控诉，都没有要回来，抑郁生病，加上家务事多有不幸，结果得了气逆的病证。腹部胀满，身体疼痛，辗转不安。其他医生给他开了补剂，使病情加剧。丹文邀我诊断，其脉象多为伏脉，只有肝部沉坚而涩，而且跳两三下就停一次。知道是肝郁，因此我给他开了苏子降气汤和左金丸，服了三剂气就渐渐通顺了。又去看他，肝部脉象有增大的迹象，开了颠倒木金散让他服用，十剂后，腹部减小而且气也舒坦了，吃了饭，精神就好了。一天留我吃晚餐，让我给他诊治，脉息和往常一样，我不便明说，回去告诉家里人说："三伯肝脏已经败坏了，这病恐怕好不了了。"家里人说："已经好了，怎么会这样？"我说："这脉象和病情无关，这种疾病容易痊愈，但是脉不能转变的。何况表现于肝脏，一定会在立春前后去世。"家里人认为我是胡说八道，并不相信，我于是北上。他到了冬季发病，结果药物治疗没有效果，腊月二十四日在家中去世。我从京城回来，家里人说起他的事，都感到诧异。

肝郁气滞

【出处】〔清〕王堉《醉花窗医案》。

【原文】裕州牧莲舫兄之夫人，号杏云，灵石漪泉翁女也。工书画，善音律，一切博奕棋酒，无所不通。适李时，莲舫尚诸生①，劝之读书，不数年得乡举，后以誉录议叙②牧裕州。杏云随之往，日行事件，多经其手。而莲舫多萎靡，且好狎邪游③，并取二妓。以防捻不力失官，后虽开复，而空坐省城，益不自释，日与夫人反目。辛酉秋，夫人不得已回介，家道式微，翁姑俱老，诸事赖之保全。余曾④一次，即为余画桃花春燕扇幅,至足感也。壬戌夏,忽遣人邀余,问之,则杏云病矣。急随之往,则衣饰楚楚,诊其脉,则六部沉伏。余曰:"此郁滞也,宜逍遥散。"夫人亦知医,点头称是。二服而全。又隔月,余赴捕厅之饮,先见晓圃,晓圃曰:"兄来正好,五嫂又病矣,何不一视。"入而问之,杏云曰:"以为感冒,但觉憎寒发热,肢体沉困,用柴胡四物汤,一服而腹作痛,昨夕犹缓,朝来无止时矣。时疫气流行,恐其为疫,故请大哥一视。"诊之则余脉俱平,惟右关颇实而滞。告曰:"此非外感,亦非瘟疫,仍是食为气滞,故中脘不通。不惟增痛,且多胀也。况胸间作闷,时时作嗳气,以霍香正气散疏之则无病矣。"杏是之,称不谬。乃处一方。越二日,遇晓圃于酒市,问之,则曰二服全愈,家五嫂命致谢焉。

【注解】 ① 诸生:明、清两代称已入学的生员。② 议叙:清制对考绩优异的官员,交部核议,奏请给予加级、记录等奖励,谓之"议叙"。③ 狎邪游:指狎妓。④ 曾:疑缺字。当是"我和她曾会面一次"。

【白话文】 裕州牧莲舫兄的夫人,号杏云,灵石漱泉先生的女儿。精于书画,擅长音乐,一切博弈棋技酒令,无所不通。恰逢李子成熟的季节,莲舫还是学生,劝他读书,不到几年就得到乡举,后来又被录用为裕州的议叙牧。杏云和他一起去,每天的事情,都要经过她的处理。而莲舫意志消沉,又风流成性,同时得了两个妓女。因为防守不力失去官职,后来虽然恢复官职,但是空坐在省城,更加不能释怀,更是和夫人反目。辛酉年秋季,夫人不得不回乡,家道贫微,公公婆婆都老了,所有事情都要依赖她。我曾见过一次,就给我画一幅桃花春燕扇,我非常感激。壬戌年夏天,忽然派人请我,问那个来的人,说是杏云病了。我急忙跟随他去,杏云服饰整洁,号她脉,六部脉象都沉伏。我说:"这是忧郁停滞啊,该用逍遥散。"夫人也懂得医理,点头称是。服用两剂后就好了。隔了一个月,我去捕厅赴宴,先看到晓圃，晓圃说："哥哥来得正好，五嫂又病了，何不去看一看呢?"我去了然后询问她，杏云说："以为是感冒，只觉得畏寒发热，肢体沉困，喝了柴胡四物汤，只喝了一次肚子就疼了，昨天晚上好一点，今天早上开始疼痛一直没有缓解。现在传染病流行，恐怕是瘟疫，所以请大哥看一看。"诊断的结果是脉象平稳，只有右关脉象很实而停滞不前。告诉她说："这不是外感，也不是瘟疫，仍然是因气滞而导致饮食停滞，所以腹部不通畅。不只是增加疼痛，而且还腹胀，胸间作闷，常常嗳气，用藿香正气散疏散就会好的。"杏云点头，说我说得不错。于是开了药方。过了两天，在酒店遇到晓圃，问他，说每天服用两帖已经痊愈，五嫂让他谢谢我。

肝郁生火

【出处】 〔清〕王堉《醉花窗医案》。

【原文】 里人张兄清之妹，归宁数日，忽患胸满饮食不进，兼发呕作嗽，其母疑为胎。邀余治之。诊其六脉平，左关带滑象。因告之曰，病乃肝气不舒，郁而生火，且肝冲犯胃土，食必不思，乃以逍遥散加丹皮、山栀清之，二服而瘥①。

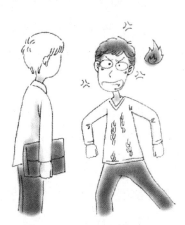

【注解】 ①瘥：痊愈。

【白话文】 家里人张兄清的妹妹，回娘家几天，忽然胸中满闷不能吃饭，同时呕吐咳嗽，她母亲怀疑她是怀孕了。邀请我去看看。诊断她的六脉都平稳，左关带滑象。就告诉他们说，病因是肝气不舒，气郁而生火,而且肝气犯胃,必然导致不思饮食,于是用逍遥散加牡丹皮、山栀子清肝火,两剂之后就好了。

肝郁生癥

【出处】 〔日〕浅田宗伯《先哲医话》。

【原文】 一老人痰喘气急,有癥瘕①,细柳安以为劳役,与补中益气汤,痰喘益剧。余诊曰:此人性豪强,壮年起家,故肝郁生癥,加之水饮聚结,以为喘急也。乃与宽中汤加吴茱萸,病安;后感寒,为下利,因与真武汤,利止;以四逆散加薯蓣②、生苄③,全愈。

【注解】 ① 癥瘕:腹中结块的病。② 薯蓣:山药。③ 生苄:生地黄。

【白话文】 一位老人患了哮喘,痰多,气急,有癥瘕。细柳安认为是因劳苦致虚,用补中益气汤治疗,咳痰哮喘得更加厉害了。我诊断说:这个人性格豪爽要强,壮年的时候起家,所以肝气郁结而致癥瘕,加上水饮聚结,所以喘促气急。于是给他服用宽中汤加吴茱萸,病就好了;后来外感风寒,致泄泻,给他服用真武汤,泄泻止住了;再用四逆散加山药、生地黄,疾病全好了。

肝治脾病

【出处】 〔清〕赵晴《存存斋医话稿》。

【原文】 又治一贵人患痫，笑不止。令满堂陈红氍毹①五色缯②以相乐。顷之③，一伧父④突入，满身垢尽污之。贵人大怒，起逐伧父，绕堂走。逸⑤去，不可得。贵人力惫，鼾卧三日夜。乃起，疾竟脱。贵人病在脾，性素悭⑥，激其怒，以肝胜之也。

【注解】 ① 氍毹：毛织的布或地毯，旧时演戏多用来铺在地上，故此"氍毹"或"红氍毹"常借指舞台。② 缯：丝绸。③ 顷之：不久。④ 伧父：泛指粗俗、鄙贱之人，犹言村夫。⑤ 逸：逃跑。⑥ 悭：吝啬。

【白话文】 我还治疗过一个有钱人，他患有痫证，笑起来会停不了。我令其在堂内搭建舞台，置五色绸带欢乐助兴。过了一会儿，突然一个粗人闯进来，满身的污垢弄脏了四周所有的布置。有钱人极其愤怒，起身追赶粗人，绕着大堂奔跑着。粗人逃走没被抓到。有钱人筋疲力尽，卧床鼾睡三天三夜。起床后，疾病竟然痊愈了。这个有钱人的病位在脾，生性吝啬，把他激怒，是借助肝木胜脾土之法治好了他的病。

柑积成疝

【出处】 〔清〕俞震《古今医案按》。

【原文】 丹溪曰：余壮年啖柑橘过多，积成饮癖①，在右肋下，因不复啖②。一日，山行大劳，饥渴遇橘芋食之。橘动旧积，芋复滞气，实时右丸③肿大，寒热交作。因思脾肺皆主右，故积饮滞气下陷。太阴、阳明之经筋俱伤，其邪从而入于囊中，着在睾丸而为肿胀。戴人④有言：病分上下治，同是木郁为疝，在下则不可吐，必当从下引而竭之。然窃念病有不同，治可同乎？

今以饥劳伤脾,脾气下陷,必升举之,则胃气不复下陷,积乃可行。若用药下之,恐重陷胃气也。先服调胃药一二帖,次早注神,使气至下焦呕逆而上,觉肋下积动到中焦,则吐而出之。吐后肿减半,次早复吐。吐后和胃气,疏经络,二三日愈。

【注解】 ① 癖:潜匿在两胁间的积块。② 啖:吃。③ 丸:睾丸。④ 戴人:指张子和,金元四大医学家之一。

【白话文】 朱丹溪说:我壮年的时候吃太多的柑橘,积成饮癖病,在右侧肋下,因而不再吃它们。不过有一天,在山路上行走太过劳倦,又饿又渴,看到柑橘和芋头就吃了。而柑橘触动之前的饮癖,山芋又阻滞了气机,当时就出现右侧睾丸肿大,寒热交作。因而就考虑脾肺之气皆主人之右侧,积饮滞气下陷,手太阴和足阳明的经筋受伤,邪气从而进入阴囊,结着在睾丸而肿胀。张子和曾说,病可上下分治,都是木郁结成的疝气,如果病在下焦就不应当用吐法,必当从下引导而截断。然而我考虑病证不相同,治法会一样吗?

这次由于饥饿劳累伤脾,脾气下陷,必须要升提脾气,这样胃气不再下陷,积聚才能消散。如果用药攻下,恐怕会加重胃气下陷。先服一两帖调胃药,第二天早上神气充沛,使气到下焦再呕逆向上,感觉右肋下的积癖行到中焦,就呕吐出去。吐后睾丸的硬肿就减了一半。第二天早上再吐,吐后再用和胃气、疏经络的药物,二三日后痊愈。

疝积误补

【出处】 〔清〕俞震《古今医案按》。

【原文】 潘见所一小价①,年十六七,发热于午后,医者以为阴虚,用滋阴降火药三十余剂,热益加,且腹中渐胀,面色青白。仍以六味地黄汤加知、柏、麦冬、五味之类。又三十剂而腹大如斗,坚如石,饮食大减,发黄成穗,额亮口渴,两腿大肉消尽,眼大面小,肌肤枯燥如松树皮,奄奄一骷髅耳。孙东宿至,观其目之神,尚五分存。乃曰:证非死候,为用药者误耳。譬之树木,若根本坏而枝叶枯焦,非力可生。今焦枯,乃斧斤伤其枝叶而根本仍在也。设灌溉有方,犹可冀生。以神授丹,日用一丸,煮猪肉四两饲之。十日腹软其半,热亦消其半,神色渐好。潘问此何证。孙曰:此疳积证也,误认为肾虚而用滋阴之药,是以滞益滞,腹焉得不大不坚?况此热乃湿热,由脾虚所致,补阴之剂皆湿类,热得湿而益甚矣。盖脾属土,喜燥恶湿。今以大芦荟丸、肥儿丸,调理一月,即可全瘳。

　　【注解】　① 价:旧称被派遣传递信息或供役使的人。

　　【白话文】　潘见所老先生有一小仆人,十六七岁,每到午后就发热,医生认为是阴虚,用三十多剂滋阴降火药,发热更加厉害了,并且肚子渐渐发胀,面色发青变白。依旧用六味地黄汤加知母、黄柏、麦冬、五味子等。又服三十剂药后肚子大得像斗一样,摸上去硬得像石头,饭菜也吃不下,头发发黄粘结成稻穗,额头光亮,口渴,两腿肌肉消失殆尽,眼睛大,脸小,肌肤枯燥像松树皮,就像个奄奄一息的骷髅。孙东宿到之后,看他眼睛的神采,还有五分在。就说:"病不是死候,是用药的人错了。就像树木,如果根部坏了而导致枝叶枯萎变焦,不是人力可以让它生存的,今天虽然枯萎变焦了,是因为用斧头砍伤了枝叶但根部还在。如果灌溉有方,还是有希望可以生存。"就给了神授丹,每天一颗,煮四两猪肉搭配。十天后肚子软了一半,发热也减轻了一半,神色开始好转。潘见所问是什么病。孙东宿说:"这是疳积病,有人错认为是肾虚而用滋阴的药物,是用滋腻的药导致更加凝滞,肚子怎么可能不大不硬呢?况且这发热是湿热,是因为脾虚所导致，补阴药都是助湿的，发热叠加湿邪就更加严重。因为脾五行属土，喜欢干燥讨厌潮湿，现在用大芦荟丸、肥儿丸，调理一个月，就可痊愈。"

骨痿之治

【出处】〔清〕李用粹《旧德堂医案》。

【原文】　文学①陆元振，经年伏枕，足膝枯细，耳轮焦薄，形容憔悴。历访名医俱用四物地黄汤，反觉胸膈凝滞，饮食减少，自谓此身永废而心犹未慊②。延予商治，诊两寸关俱见沉滞，独尺部洪大，重按若绝，此肾虚精耗髓空骨痿之征也。盖肾者作强之官也，居下而主阴气，藏精而充骨髓者也。故肾旺则精盈，而肢节坚强；肾虚则髓竭，而膝膑软弱。王太仆云：滋苗者必固其根，伐下者必枯其上。今坎水不能灌溉经络，滋养百骸③，宜乎耳轮焦薄，足膝枯细也。《内经》所谓肾气热则腰脊不举，足不任身，骨枯髓减，发为骨痿，端合此证。若徒事滋阴，恐用草木不能骤补精血，反壅滞阳气，以致中脘不舒。痿躄④艰难耳，必用气血之属同类相求，兼以报使之品直抵下焦，譬之天雨沟渠盈溢滂沛河泽，奚虑隧道不行足膝难步耳？疏方：用人参、白术、当归、地黄、茯苓、肉桂、鹿茸、龟甲、菱蕤、牛膝等，重剂，数帖而稍能转舒，百帖而愈。

【注解】　①文学：儒生。②慊：满足。③百骸：指人的各种骨骼或全身。④痿躄：通"痿癖"，中医病名，指两足痿软，不能随意运动。

【白话文】　儒生陆元振，常年卧床，腿部枯萎细小，耳轮干薄焦枯,形色憔悴。多次拜访名医,都用四物地黄汤之类,用后反觉胸膈痞胀,饮食减少,觉得这辈子废了但心中仍有不满。之后请我过去商讨治疗,发现其两手寸关俱见沉滞脉,唯独尺脉洪大,重按又如断绝,这个便是肾虚精耗引起的骨髓空虚的骨痿之证。因为肾为作强之官,居于下而主阴气,藏精而充盈骨髓。所以肾气旺盛则肾精充盈,肢节才得以强壮;肾虚则骨髓空虚,足膝软弱。王冰言:滋养幼苗必定要使其根坚固,砍伐其根上面必定枯萎。现在肾水不能灌溉经络,滋养百骸,所以耳轮焦枯,足膝枯萎细小。《内经》所说的肾气热则腰背不举,下肢不能随着上身摆动,骨髓空虚,发展为骨痿,即为这种症状。假如单单滋阴,恐怕这些草药无法马上补充精血,反而壅遏阳气,导致中脘不舒。痿证难以治愈,必定要用同类的血肉有情之品来补益气血,兼用引经之品直达下焦,好比雨天沟渠满溢充沛河泽,哪里还要考虑到经络不通则下肢难以行走等问题? 故遣方用人参、白术、当归、地黄、茯苓、肉桂、鹿茸、龟甲、葳蕤、牛膝等,大剂量,几帖就稍微好转,百帖下去即痊愈。

固气止崩

【出处】 〔清〕王堉《醉花窗医案》。

【原文】 邻人刘锡庆之姊,三醮①而仍寡,年近五旬,忽患血崩,村医以为蹉跌,用发灰、地榆类涩之而不效。经月余,来邀余治,见其面白如灰,气息仅属,甚不堪。视其脉则沉细迟弱,凡虚象无所不有。乃曰:"此病危如朝露,过半月,恐不救也。"又贫寒难事药饵,急欲辞归,其婿忽止之曰:"岳母病如可愈,药钱我任之,万一不救,则不必矣。"余感其义,乃告之曰:"君热肠如是,余当竭力,虽无旦夕效,然性命或无碍也。"投以大剂六味回阳饮(方:附子、炮姜、甘草、当归、党参、肉桂),二日而精神起,然崩则如故。其婿来曰:"命似可救,而血崩不止。"余曰:"君无虑,止血崩实易事,但岳母阳阴两虚,不固其气,血崩难止。今有回阳饮以作其气,再用提补,靡不效矣。"又投人参养荣丸,加柴胡、升麻以提之,又加芡实、龙骨以涩之,凡五进而血止,因命专服人参养荣丸,两月后,偕其婿来敛衽②拜谢。

【注解】 ① 醮:古代婚娶时用酒祭神的礼,此代指结婚。② 敛衽:指整理衣襟,表示恭敬。

【白话文】 邻居刘锡庆的姐姐,结婚三次仍然守寡,年近五十,忽然患了血崩,村医认为是忽然跌倒,用发灰、地榆之类的收涩药物治疗没有效果。一个多月后,来请我诊治,只见她脸色灰白,呼吸微弱,很严重。看她的脉象沉细迟弱,均是虚象。就说:"这种病的危险就像早晨的露水,过了半个月,恐怕就没救了。"因为贫寒无以付药费,就急忙告辞回家,她的女婿突然阻止她,说:"岳母的病如果能治好,药钱我来出,万一救不了,就不必治疗了。"我被他的仁义所感动,于是告诉他说:"你如此热心肠,我会尽力,即使不会立即有效果,但不会有性命之忧。"用了大剂六味回阳饮(方:附子、炮姜、甘草、当归、党参、肉桂),第二天就有精神了,然而血崩依旧。他的女婿来说:"性命似乎可以救,但是血不停止。"我说:"你不必担心,止血实际是容易的事,但你岳母阴阳两虚,不固护她的正气,血崩就难阻止了。现在有回阳饮用来振作她的正气,再用提补,没有不见效的。"又给她服人参养荣丸,加柴胡、升麻用来提升,又加芡实、龙骨用来固涩,用了五剂血就止了。于是让她服用人参养荣丸,两个月后,她和女婿恭恭敬敬来拜谢我。

关脉预后

【出处】〔清〕王堉《醉花窗医案》。

【原文】 商州牧①赵笏山同乡，崞县人。以进士宰②秦中，所至有政声，丙辰夏，以天旱祈雨，夜作早兴，又商地皆山，每祷出入崎岖甚苦。秋末忽病，商僻地少医，遣干仆入省，求余往治。余以需次人，不敢私出省，同乡武芝田观察，言于抚军吴仲容先生，乃治任随之，越秦岭而视焉。至其署，笏山尚危坐，议论风生。问："何病？"曰："夜不瞑目者廿日矣。"问："何所苦？"则曰："胸满气急，饮食不思。"茶后诊之，六脉俱形沉数，而右关毫无神气，乍沉乍浮，乍缓乍急，且二至而一息。余以脉非吉象，不便明言，乃曰："君所患为心火上炎，心肾不交故也。急滋阴以壮水，则得寐。"笏山急索一方，乃以地黄汤加生地、桔梗进之。药下二刻，倦而就枕，沉沉酣睡，晨钟动方起。请余入曰："真仙丹也。前屡服天王补心丹，以为睡觉良药，而竟不寐。今服君药，彻夜常眠，披衣而起，如释重负，弟病虽危，有阁下神手当无恐也。"再诊之，脉似稍起，而右关依然。乃进七味都气汤，又开香砂六君汤敷衍之。亟欲归省，而笏山再三款留，不得已为延三日。临行笏山食亦少进，起坐颇自如，嘱余笔论其病，余乃书曰："金水不生，脾胃枯竭，室欲惜精，少思淡食，一阳始生，病将自绝。"笏山铭之。余归途无事，戏作挽联云："越秦岭而视君，愧余寡术。牧商山而怀古，想尔同仙。"入省后，芝田问："笏山之病何如？"余曰："必不起！"曰："何故？"曰："脉已败坏，焉得不死。"因告以已作挽联，同人皆笑，芝田阴③为料理身后，至十一月二十四日殁于署。其弟来省交代，余即书前联挽之,并道及论病数语。其弟憬然曰:"阁下何神哉!"叩头而去,扶柩归焉。

【注解】 ① 牧:官名,一州的长官。② 宰:主宰、管理。③ 阴:暗地里。

【白话文】 商州的长官赵笏山是我同乡,崞县人。得了进士在秦中主政,所到的地方都有政绩,丙辰年夏季,因为天旱求雨,晚上劳作白天早起,又因为商州有很多山,每次祈祷出入崎岖山路很辛苦。秋季末的时候忽然生病,商州偏僻很少有医生,派遣仆人到我这里,要我去诊治。我认为需要人同意,不敢私自出省,同乡的武芝田观察,说服抚军吴仲容先生,让我去治疗,翻越秦岭去看他。到他上任的地方,笏山还端坐,谈论很有精神。问:"是什么病?"说:"晚上闭不上眼睛有二十天了。"问:"有什么不舒服的?"说:"胸中满闷气喘吁吁,不思饮食。"喝茶后给他诊治,六部脉象都现沉数,而右关丝毫没有神气,忽然沉入又忽然浮起,忽然变慢又忽然变快,而且跳两下就停一下。我认为这脉不是吉象,不方便明说,就说:"您得病是心火上炎,心肾不交的原因。紧急用滋阴药来壮水,就可以睡着。"笏山急于索要药方,我以地黄汤加生地、桔梗给他服用。喝药之后两刻的功夫,他就感到疲倦去睡觉了,沉沉酣睡,早晨的钟声响起他才起床。请我进去说:"这真是仙丹啊。之前曾经多次服过天王补心丹,以为是可以让我睡觉的好药,但是最终还是无法入睡。现在服你开的药,一夜正常睡眠,早上披上衣服起来,如释重负,兄弟我的病虽然危险,有你神一样的技术应该就不用担心了。"再给他号脉,脉似乎有起色,但是右关脉依然如旧。于是给他开了七味都气汤,又勉强开了香砂六君汤。很想尽早回去,但是笏山多次款待挽留,不得已又留了三天。临行前笏山能稍微吃些食物,或站或坐很自如,嘱咐我把他的病写出来,我于是写道:"金水不生,脾胃枯竭,室欲惜精,少思淡食,一阳始生，病将自绝。"笏山记在心上。我回家的路上没有事，游戏般地作了挽联："越秦岭而视君，愧余寡术。牧商山而怀古，想尔同仙。"回去后，芝田问："笏山的病情怎么样？"我说："一定不会好！"问："为什么？"我说："脉象已经损坏，怎么会不死呢。"并告诉他我已经作了挽联，大家都笑了，芝田暗地里为他处理身后的事情，到了十一月二十四日笏山死在衙门。他弟弟回来省里告诉我，我立即写下之前的挽联悼念，并且谈论了几句他的病情。他的弟弟恍然说："您真是神啊！"磕头离开，扶柩回家了。

寒凉误人

【出处】 〔宋〕窦材《扁鹊心书》。

【原文】 予目睹京中来一太医院官陈某，自炫能开瞽①目，专以冷水冰伏，又以寒膏内陷。其人本领，实而火重者见效亦捷；若本弱元亏者，无不阴受其害。斜桥一盐贩之妻服膏半盏，腹即疞②痛，其夫强之服尽，大吐而毙。其夫一时惶急，从楼窗跃出街心。哭叫：陈太医药杀我妇！百种辱骂累及祖先，闻者无不寒心。笔此以见寒凉误人，并信耳不信目之戒。

【注解】 ① 瞽：盲人。② 疞：腹中绞痛。

【白话文】 我曾亲眼看到京城太医院来的一个陈姓医官，自夸能够治眼盲，单凭外用冷水冰敷，还有寒凉药膏内服。用这个方法治疗，实证火旺的患者见效很快。如果原本身体虚弱，元气亏损的患者，都暗地里受其损害。斜桥一个卖盐人的妻子吃了药膏后一会儿工夫，肚子开始绞痛。她的丈夫强迫她喝完，结果剧烈呕吐后死了。她丈夫一时惊慌害怕，就从楼上窗子跳到街上，哭叫着："陈太医的药杀了我媳妇！"随之各种对太医的辱骂，听的人无不感到寒心。记录下这个案例来说明寒凉之法也可贻害于人，也是对只凭听说而不去亲眼考证之人的告诫。

寒疟误治

【出处】 〔清〕王堉《醉花窗医案》。

【原文】 茶商某，忘其名，在都中，夏得疟病。医药数进，而午后必寒战经时许。沉绵者数月，渐至体肤削减，饮食少进，出入随人扶披，又年过五旬，获利不丰，家无子嗣，言必长叹，已不作生活计矣。适秋间，余到其铺，有契友①田时甫扶之来求余治。见其面若败灰，气息仅属，诊其脉，则六部皆沉细迟微，右关更不三至。乃曰："此固疟疾，然疟系外感，初发时，解之清之，无不愈者。君病时所服，必草果、常山等劫药，中气本属虚寒，再克伐之，必无痊日。此时满腹虚寒，中气大馁，仍作疟疾治，是速其毙也。"时甫曰："尚可治否？"乃云："六脉虽虚，毫无坏象，何至不治。"因进以附子理中汤，越日而寒战去。再进以补中益气汤加白芍、白蔻、肉桂数种。五日而饮食进，半月后如常矣。

【注解】 ① 契友：情投意合的朋友。

【白话文】 某个茶叶商，忘了他的名字，住在都城中，夏天得了疟疾。用了很多药，但是午后一定寒战一个多小时。绵延了几个月，身形日渐瘦削，饮食也很少吃，出入要人扶持，又年过五十，钱财不多，家中又没有孩子，一说话就长叹息，已经不打算去谋生了。正好秋天，我到他的铺子，由好朋友田时甫扶他来找我治病。看到他脸色好像是败灰，呼吸微弱，切脉，六部都沉细迟微，右关脉象更是摸不到。就说："这是疟疾，但是疟疾是外感病，刚发作时，表解清除，没有不好的。你生病时所服用的药物，一定是草果、常山等厉害的药，中气本来就虚寒，再次攻击伤害它，一定不会有好的那一天。此时腹部虚寒，中气大伤，仍然当作疟疾治疗，只会加速死亡。"时甫说："还可以治疗吗？"我说："左右寸关尺六脉象虽然虚，但<u>丝毫没有败坏之象</u>，怎么会不能治呢？"于是给他喝附子理中汤，过了一天寒战就没有了。再给他饮补中益气汤加白芍、白蔻、肉桂几种。五天后就能饮食，半个月后就和往常一样了。

寒湿下注

【出处】〔清〕王堉《醉花窗医案》。

【原文】 介之罗王庄张冠英，家称小有①，继娶吾里中李姓女。得腿病，骨节痛楚，不可屈伸，且时作肿，卧床已半年矣。延医视之，或以为下痿，用虎潜丸（方：炒黄柏、炒知母、熟地、龟板、陈皮、白芍、锁阳、虎骨、干姜、牛膝、当归、羊肉）补之；或以为瘫痪，用续命汤散之。皆不效。其内弟请余往治。余诊六脉缓大。告之曰："既非下痿，亦非瘫痪，所患乃寒湿下注，关节不灵，肿痛必在关节。病虽久，可治也。"乃先进羌活胜湿汤加牛膝、防己以疏利之。三服后，杖而能起。又往视之，投以五苓理中汤（五苓散与理中汤合剂），四服后，肿痛全消。意不愿服药。余曰："湿气未清，恐将复作，不如多服，以免后患。"张听之，服药二十余剂，乃以酒肉来谢。余告以谨避风寒湿气。相隔十余年，余见于其戚家席上，称健步焉。

【注解】 ① 小有：小富。

【白话文】 介地罗王庄的张冠英，家庭小康，继娶了我们乡里的李姓女子。得了腿病，关节疼痛，不能屈伸，而且有时会肿，躺在床上已经半年了。请医生来看，有人认为是下肢痿软，用虎潜丸(方：炒黄柏、炒知母、熟地黄、龟板、陈皮、白芍、锁阳、虎骨、干姜、牛膝、当归、羊肉)大补；有人认为是瘫痪，用续命汤驱散。都不见效。他的妻弟请我去医治。诊脉见六部脉象都缓大。告诉他说："既不是下肢痿软，也不是瘫痪，而是寒湿下注，关节不灵活，肿痛一定是在关节。病虽然很久，但是可以治好。"于是先用羌活胜湿汤加牛膝、防己以疏利。三剂后，拄着拐杖能够站起来。又去看他，给他用五苓理中汤(五苓散和理中汤合剂)，四剂后，肿胀疼痛完全消失。他心里不愿意再吃药。我说："湿气不清理干净，恐怕再发作，不如多服一些，避免后患。"张冠英听了我的话，服了二十多剂药，就拿酒肉来谢我。我告诉他要小心避开风寒湿气。相隔十多年，我在他亲戚家的宴席上看到他，步伐非常矫健。

寒邪生痰

【出处】 〔清〕王堉《醉花窗医案》。

【原文】 裕州刺史李莲舫，幼与余为文字交，以辛亥孝廉由议叙得州牧，在京候选，与余同住襄陵会馆，寝馈共之，每日与各相好宴乐，暮出夜归，风寒外感，且数中煤烟毒最可畏。一日余卧中夜尚来①起，其弟小园促之曰："家兄病甚，速请一视。"余急披衣视之，浑身颤汗，转侧不安。问之，则胸中烦闷特甚，欲吐不吐，且心头突突动。急提左手诊之，则平平无病状，余曰："病不在此也。"易而诊右，脉寸关滑而泉涌。乃曰："此酒肉内薰，风寒外搏，且晚间煤火，渐而生痰。"乃以二陈汤加麦芽、山楂、神曲，并芩、连、枳实等立进之，刻许安卧，至巳刻急起如厕，洞下红黄色秽物数次，午后胸平气定，进粥一盂。又欲趋车外出与友人作消寒之会，余急止之曰："朝来颠倒之苦竟忘之耶。"一笑而罢。

后腊月莲舫西归，余移与小园同榻，一日天未明，闻小呻吟甚急，起而视之，病症脉象与莲舫无少区别。乃曰："君家昆玉^②，真是不愧。"乃以治莲舫之药治之，所下与莲舫同，其愈之速亦同。晚间其仆乘间言曰："家主兄弟之病，幸老爷一人治之，若再易一医，必别生枝节，支蔓不清矣。"其言近阅历者，乃首领之。

【注解】　① 来：同"未"。② 昆玉：对别人兄弟的美称。

【白话文】　裕州刺史李莲舫，小时候和我以诗文相交，在辛亥年因孝廉由议叙提拔为州官，在京候选，与我一同住在襄陵会馆，一起吃饭睡觉，每天与好友宴饮欢乐，傍晚出去，深夜回来，不慎外感风寒，最可怕的是数次中煤烟毒。一天夜里我睡到半夜，他的弟弟赶来催促我说："我哥哥病得很厉害，请你赶快去看一看。"我急忙披上衣服去看，他浑身颤抖出汗，翻来覆去不能平静。我问他，他说胸中十分烦闷，想要吐却吐不出来，而且心突突跳动很厉害。我赶快拿起他的左手把脉，脉象平缓没有什么异常，我说："问题不在这里。"又切右边脉象，脉寸关处滑如泉水涌出。就说："这是因为吃多了厚腻的食物身体里有湿热，风寒之邪外搏，而且晚上点着煤火，逐渐生痰。"于是用二陈汤加麦芽、山楂、神曲、黄芩、黄连、枳实立即服用，休息片刻后，到巳时急忙起身上厕所，排下红黄色污秽物几次，直到午后才胸平气定，喝了一碗粥。又想驾车外出与朋友举办消寒的宴会，我急忙阻止他说："你早上颠来倒去的痛苦都忘记了吗？"他笑一笑放弃了。

后来腊月莲舫回乡复职,我便搬去与小园一起睡,天还没亮,听到他小声呻吟得很急,起床后去看,病证的脉象和莲舫没有一点区别。就说:"真不愧是两兄弟。"就用治莲舫的药物治疗他弟弟,他排下的东西和莲舫一样,痊愈的速度也没有什么差别。晚上他的仆人乘休息的时候说:"主人家兄弟的病,幸亏老爷一人治疗,如果再换一个医生,一定别生枝节,弄不清了。"他说的话像是经历过的人,我点点头同意。

汗法治痢

【出处】 〔清〕俞震《古今医案按》。

【原文】 一人夏月远行劳倦,归感热证,下痢脓血,身如燔炙,舌黑而燥,夜多谵语①。林北海视之曰:此阳明病也,不当作痢治。但脉已散乱,忽有忽无,状类虾游,殆不可治。其家固请用药,林曰:阳明热甚,当速解其毒。在古人亦必急下之以存真阴之气。然是证之源,由于劳倦,阳邪内灼,脉已无阴。若骤下之,则毒留而阴绝,死不治矣。勉与养阴,以冀万一。用熟地一两,生地、麦冬、归、芍、甘草、枸杞佐之。戒其家曰:汗至乃活。服后热不减,而谵语益狂悖。但血痢不下,身有微汗,略出即止。林诊之,则脉已接续分明,洪数鼓指,喜曰:今生矣。仍用前方,去生地,加黄肉、丹皮、山药、枣仁。连服六帖,谵妄昏热不减,其家欲求更方,林执不可。又二日,诊其脉始敛而圆,乃用四顺清凉饮子,加熟地一两、大黄五钱,下黑矢而诸证顿愈。越二日,忽复狂谵发热,喘急口渴。举家惶惑,谓今必死矣。林笑曰:

岂忘吾言乎？得汗即活矣。此缘下后阴气已至，而无以鼓动之，则营卫不洽，汗无从生。不汗，则虚邪不得外达，故内沸而复也。病从阳入，必从阳解。遂投白术一两，干姜三钱，甘草一钱，归、芍各三钱，尽剂汗如注，酣卧至晓，病良已。

【注解】　① 谵语：病中的神志不清、胡言乱语。

【白话文】　一个人夏天出门远行，感到劳累疲倦，回来时感受热邪，下痢脓血，身体像被火烤一样，舌头又黑又燥，夜里经常胡言乱语。林北海前往看他，认为这是阳明病，不应该当作痢疾治疗。但脉象已经散乱，忽有忽无，像虾米游动，大概是不能治了。他的家人一再要求用药。林北海说："阳明热重，应该速解热毒。在古代也认为必须快速攻下热毒来存留真阴之气。这病的本源，是由于劳倦，阳邪内灼，现已无阴脉，如果急速攻下，热毒未除尽阴气就断绝了，治不了了。勉强先以养阴之法，希望出现奇迹。"用熟地黄一两，生地黄、麦冬、当归、芍药、甘草、枸杞子辅佐。告诫家里人说："出汗就可能活。"服药后热势不减，而且胡言乱语加重，不再下痢脓血了，身体微微出汗，但出一点就停了。林北海诊疗，脉象已经连续分明，洪数脉已能鼓动手指，他开心地说："现在有救了！"仍然用之前的方子，去生地黄，加山萸肉、牡丹皮、山药、酸枣仁，连服六帖，胡言乱语、昏迷高热不减轻。家人希望能够改个方子，林北海执意不肯。又过了两天，发现脉象开始收敛而圆，就用四顺清凉饮子，加熟地黄一两和大黄五钱，患者排下黑便，所有的病状立即痊愈了。又过了两天，发狂乱语、发热复发，喘息急促伴口渴，全家都惶恐困惑，以为这次肯定活不了。林北海笑着说："怎么忘了我之前的话呢？发汗就活了啊！这是因为用了下法之后阴气已经有了，但没有力气鼓动，营卫之气不合，汗不能生发，不出汗那虚邪不能向外透达，所以内热又发作了。病既从阳入，那必从阳解。"于是用白术一两，干姜三钱，甘草一钱，当归、芍药各三钱,喝完药后,发汗如注,患者酣睡到天亮,病彻底好了。

颃颡不开

【出处】 〔清〕沈源《奇症汇》。

【原文】 孙东宿治太学孙中叔,以暑月赴南雍,一日转班出,索茶饮,饮辄逆流左鼻,茶入腹者十之三。几一月,不惟茶水为然,粥饭亦多从鼻出。渐加恶心、头晕、肌肉削,四肢无力,心益惴惴。亟归,就孙治。孙云:诸医认何症?投何药?中曰:医皆谓"诸逆上冲,皆属于火",故投剂非黄连解毒,即三黄、石膏、栀子、黄柏、知母、天花粉、葛根之属。孙曰:治病贵辨明经络与经络之出纳虚实,明藏象,察经度,究竟夫病机病能,此扁鹊所以随俗为变也。何尝拘拘守方书哉!《内经》有云:咽喉者,水谷之道路也。喉咙者,气之所以上下者也。颃颡①者,分气之所泄也。人之鼻渊涕出不收者,颃颡不开也。子之症,亦颃颡不开之类尔。颃颡不开,故气上而不下,会厌弱而不能掩其气喉,夫鼻与气喉相通,惟不掩,故饮食逆从鼻窍而出。不见常人偶气逆而饮食自喷嚏出乎?即其例也。且右脉缓弱无力,气虚明矣。《内经》云:形寒饮冷则伤肺。又曰:脾胃喜温而恶寒。又云:视听明而清凉,香臭辨而温暖。子多服寒凉,此所以恶心、头晕、肌削也,症当温补。盖肺属金而主气,金气旺则收敛不降,气下降则饮食从气下矣。以六君子汤加辛夷、桑白皮、苡仁、沉香,一进而缓,三进止大半,七剂全安。

【注解】 ① 颃颡:处于后鼻道部位,是鼻子与大脑相通的孔窍。

【白话文】 孙东宿给太学生孙中叔治病。夏天孙中叔到南雍去,一天下班喝茶,茶水就会从左鼻逆流而出,喝进腹中的只有十分之三。大概一个月,不仅茶水如此,粥饭也多从鼻出。并且逐渐出现恶心、头晕、肌肉瘦削,四肢无力,心悸症状。于是立即赶回家,找孙东宿治疗。孙东宿问:"医生们都认为是什么病? 开了什么药?"中叔说:"医生们都说'诸逆上冲,皆属于火',所以开的药无非黄连解毒,即三黄、石膏、栀子、黄柏、知母、天花粉、葛根之类。"孙东宿说:"治病贵在辨明经络和经络的出入虚实,辨明藏象,察看经络,认清病机病势,这是扁鹊随俗为变的理论,怎么能拘泥于方书呢!《黄帝内经》记载:咽部下通于胃,是受纳水谷的必经道路。喉咙上通于肺,是呼吸气息上下出入的要道。颃颡是口鼻互通的窍孔,分泌的鼻涕和唾液,从此而出。人患鼻渊流涕不止,是颃颡不开的缘故。你的病,也是颃颡不开的病证。颃颡不开,所以气上不下,会厌弱所以不能掩蔽气喉,鼻与气喉相通,不能掩蔽,所以饮食从鼻窍逆流而出。你不也见过平常人偶尔气逆,饮食随喷嚏出来的吗? 就是一个例子。而且右脉缓弱无力,气虚很明显。《黄帝内经》说:身体受寒,或饮食生冷,均会损伤肺脏。又说:脾胃喜欢温暖而厌恶寒冷。又说:想让看和听都很清楚,要用清凉的药物;想要闻清楚香臭味道,要用温热的药物。你吃了太多寒凉的东西,所以恶心、头晕、肌肉消瘦,应该温补。肺属金而主气,金气旺就会收敛不降,气下降那么饮食从气而下降。"用六君子汤加辛夷、桑白皮、薏苡仁、沉香,一剂后病缓和,三剂后好转大半,七剂后就全好了。

和解少阳

【出处】〔清〕李用粹《旧德堂医案》。

【原文】 嘉定庠生①沈来雍,食后感寒,头疼发热,胸膈胀满,医用表散消导,虽胸次稍舒,寒热愈剧,反增神昏不寐,已三传经矣。一医因病久症虚议用温补,一医颇明医理复尔消导,议论多端,邀予决之。六脉弦数不和,与寒热往来,大便溏而小便赤,此少阳经症。不可汗下与渗利,转犯他经,只宜和解,其邪易散,纵有食停,俾邪气解而食自消,此仲景先生之秘旨也。竟以小柴胡汤去人参加丹皮、炒山栀、花粉、麦冬,一剂而神清气爽,寒热亦定。

【注解】 ① 庠生:科举时代称府州县学的生员。

【白话文】 嘉定庠生沈来雍,进食后感受寒邪,头疼发热,胸膈胀满,之前医生都用散表消导之药,虽然胸膈之后稍微舒缓,但恶寒发热更加剧烈,反而增加神昏不寐的症状,已经内传三经了。一个医生觉得因为病久变为虚证建议用温补之药,一个医生很懂得医理说继续用消导之药,议论有多种,请我过去决断。他六脉弦数不和,兼有寒热往来,大便溏薄而小便红赤,这个为少阳经症状。所以不能用发汗与渗利之药,转而侵犯他经,只宜和解,其邪就容易发散,就算有宿食停滞,使邪气解而积食便消,这个便为张仲景的秘旨。我便用小柴胡汤去人参加牡丹皮、炒山栀、天花粉、麦冬,一剂而神清气爽,寒热亦定。

回阳救逆

【出处】 〔清〕李用粹《旧德堂医案》。

【原文】 申江邹邑侯子舍①,仲夏患泻,精神疲惫,面目青黄,因素不服药,迁延季秋②。忽眩晕仆地,四肢抽搐,口斜唇动,遍体冰冷,面黑肚缩,六脉全无。署③中幕宾④通晓医理,各言己见。或曰:诸风掉眩，法宜平肝。或曰：诸寒收引，理应发散。议论纷纭，不敢投剂。延予决之，曰：脾为升阳之职，胃为行气之府。坤土旺则清阳四布，乾健乖⑤则浊阴蔽塞，此自然之理也。今泄泻既久，冲和⑥耗散，所以脾元下脱，胃气上浮，阴阳阻绝，而成天地之否。故卒然仆倒，所谓土空则溃也。况肝脾二经为相胜之脏，脾虚则木旺，旺则风生，故体冷面青歪斜搐搦相因而致也。若误认风寒的候而用发表之方，恐已往之阳追之不返矣。宜急煎大剂参附庶为治本。合署惊讶见予议论严确，乃用人参一两、熟附二钱、生姜五片，煎就灌下。一二时手指稍温，至夜半而身暖神苏，能进米饮，后以理中补中调理而安。

【注解】 ① 子舍：借指儿子。② 季秋：秋季的最后一个月，即农历九月。③ 署：办公的地方。④ 幕宾：幕僚或幕友。⑤ 乖：古义为不和谐。⑥ 冲和：指真气、元气。

【白话文】 申江邹邑侯的儿子，仲夏时节患上泄泻，精神疲惫，面目青黄，因为一直以来不服药，疾病迁延到农历九月。某天忽然眩晕倒地，四肢抽搐，口角歪斜，遍体冰冷，面色黧黑，腹部拘急挛缩，六脉全无。有几个官僚朋友知晓一些医理，各自讲自己的意见：有的说一切类风的症状如跌仆晕倒，应该用平肝的方法治疗；有的说一切类寒的症状如收引，理应用发散的方法治疗。议论纷纭，但都不敢处方。于是延请我决断，我说："脾的主要功能是升阳，胃的主要功能是行气。土旺了则清阳四布，不和谐了则浊阴蔽塞，此为自然的道理。如今泄泻日久，真气耗散，所以脾阳下脱，胃气上浮，阴阳阻绝，像天地不交。故而卒然跌倒，脾胃空虚而溃败。更何况肝脾相克，脾虚则木旺，肝旺则动风，继而身体冷、面色青黑、四肢抽搐、口角歪斜都出来了。假如误认为是风寒之候而选用解表方剂，恐怕已经亡失的阳气就再不能补回来了。此时最好用大剂量的人参、附子来治本。"他们都惊叹我严谨而正确的言论，于是便用一两人参，二钱熟附子，五片生姜煮汤灌下，过了一两个时辰便手指稍回温，到半夜就身暖复醒，能够吃些米食，此后用调理中焦之剂进行治疗便好了。

回阳治痘

【出处】 〔清〕王堉《醉花窗医案》。

【原文】 乙卯夏在都，一日将直①圆明园，衣冠而出，将登车，忽一老妪跪车下，自言伊孙病痘甚危，闻老爷善医，敢乞一救小孙之命。余恐误公，辞以本不善医，痘疹尤所未习，使之再觅他医，而妪涕零如雨，挥之终不去，叩头几见血，旁多代为请者，无奈，急随之。走不数武②，已至其家，盖右邻有乳媪，日在街望，阍人③告之也。视之，乃一男，约四五岁，见其痘形平板，色不红润，手足发厥，且时作泻。法在危险，而颗粒分明，大小匀称，且日进粥三二碗。余曰："气虚不能托送，又过服寒凉，以致不起。"问："几日？"曰："十日矣。"视所服之方，则芩连之属类多，因示以六味回阳饮（方：附子、炮姜、甘草、当归、党参、肉桂，加胡淑、灶心土），其家问几服？曰，须二三服乃可。随言随走，连日公忙，几忘其事。又一日雨后，不能远出，闲到门外，前妪抱儿而至，投④能作谢。余方忆其事。戒之曰："痘后之风，当谨避也。"妪遂携儿而返。

【注解】 ① 直：通"值"，值班。② 武：半步。③ 阍人：看门人。④ 投：到，临。

【白话文】 乙卯年夏季在京都，有一天要去圆明园值班，整理好衣帽出去，刚想登车，忽然一个老妇人跪在车下，说自己的孙子患了痘疹很危险，听说老爷擅长医术，请求我去救她小孙子的命。我怕耽误了公事，推辞说不擅长医术，尤其痘疹特别不熟悉，让她再找别的医生，而她泪水如雨，始终不离开，磕头几乎出血，旁边有很多人代她来请求，无奈，赶紧跟着她。没走几步，已经到了她家，因为右边邻居有奶妈，那天在街上看到，看门人告诉她了。我看了一下，是一个男孩，大约四五岁，看到他的痘形平板，颜色不红润，手脚发冷，而且当时还腹泻。情况危险，而痘疹粒粒分明，大小匀称，而且每天吃两三碗粥。我说："气虚不能托送，又服用太多寒凉的药物，所以导致痘疹起不来。"问："几天了？"说："十天了。"看他服用的方剂，大多都是黄芩、黄连之类的药物，所以给他开了六味回阳饮（方：附子、炮姜、甘草、当归、党参、肉桂，加胡淑、灶心土）。他家人问："服多久？"说："两三帖就可以。"说完就走了，接连几天公事很忙，几乎忘记这件事。又有一天大雨之后，不能出远门，没有事到门外走走，先前的老太太抱着孩子而来，到我面前道谢。我才想起这件事。告诫她说："痘疹之后要小心避风。"然后她就带着孩子回去了。

火热厥证

【出处】〔清〕徐镛《玉台新案》。

【原文】 南汇本城杨熙宗令郎，病疟寒热俱轻，饮食如故，守不服药之戒。一日自神庙烧香而归，忽发狂言，似有神灵所作。邀余诊视。脉象沉郁，魄汗淋漓，未能审其果为热厥，不敢骤用寒凉，姑用胆星、竹沥与服，服下人事顿清。询其近日所服何物，曰姜枣汤日服两次。视其舌色，面白底绛①，唇若涂朱，知为热邪无疑，时已三更，余见其病势稍持②，约其明日转方。天明复来邀诊，据述醒时未及三刻，旋又发厥,遂用犀角地黄汤合大承气,许其大便一行即愈。

【注解】 ① 绛:深红。② 持:稳定。

【白话文】 南汇本城杨熙宗的儿子得了疟疾,但发热怕冷症状都比较轻,饮食也与病前一样,于是坚持不服药。一天从神庙烧香回来,突然发狂,胡言乱语,仿佛是神灵附体所为。于是杨熙宗邀请我去诊治。其脉象偏沉有郁结,其人大汗淋漓,因为不知道热厥的病因,不敢立即用寒凉药,姑且用胆南星、竹沥让他服下。服药后患者意识逐渐清醒。询问他最近几天吃了什么,他说:"每天喝生姜大枣汤两次。"看他的舌色,舌质深红而舌苔白,口唇好像涂了朱砂一样红,明白这必然是热邪所致。因为已经三更天了,我看他病情比较稳定,约定明天来换方。第二天天亮来复诊,据说清醒了不到三刻钟,转而又昏倒了,于是开给他犀角地黄汤合大承气汤,不一会儿大便一次便痊愈了。

霍乱转筋

【出处】 〔清〕王堉《醉花窗医案》。

【原文】 业①师庞芸圃夫子,秋间抱丧弟之戚,忽患水泻,自辰至申酉如厕者三十余次,如桶泻水。继之以吐,困顿不堪,且时时作转筋。急遣人呼余至,问其形证,按其脉俱弦直,知为霍乱。以藿香正气散进,泻少止,而二刻许,复吐,所服药点滴无存,前病发作。至天明,转筋将近腹,两腿不可曲伸,污便床褥。及余视之,神气仅属,濒于危矣,举家惶恐。余急命刺尺泽、委中二穴,出紫黑血半盏,刻许而吐定,可服药矣,仍煎前方与之。逾时安卧,至午后则腿舒而泻少止。

至晚又进一剂，三日而安。而先生知无害，便不服药。余视之见其皮粘于骨，面色青黯，乃以老亲在堂之说，竭力劝之方许焉，告以香砂六君子汤。半月始得如常，而出入动作矣。

【注解】 ① 业：从事。

【白话文】 老师庞芸圃先生，秋天里为失去弟弟而难过，忽然腹泻，自辰时到申酉时如厕三十多次，就像从桶里倒水。然后又吐，困顿不能忍受，还经常抽筋。急忙派人叫我来，问他的症状，按他的脉都弦直，知道是霍乱。用藿香正气散，腹泻稍微停止，但是两刻后，又吐了，喝下去的药点滴无存，之前的病又发作。到了天亮，靠近腹部的地方也抽筋，两腿不能屈伸，床褥上都是便污。直到我去看，精神只有一丝，危在旦夕，全家惊慌。我急忙针刺尺泽、委中两穴，流出紫黑色的血半杯，过来一会就不吐了，可以吃药了，仍然煎煮之前的方剂给他喝。过了一会就安然睡下了，到了下午腿可以舒展而且泄泻也很少了。到了晚上又喝了一剂，三天后，病就好了。而先生知道没有妨碍了，就不肯吃药。我看见他的皮肤粘在骨头上，面色青黯，于是用年迈的父母都还在来劝他，尽力劝了许久他才答应服药，告诉他服用香砂六君子汤。半个月后就和以前一样了，出入活动都很利索。

积瘕之脉

【出处】 〔西汉〕司马迁《史记·扁鹊仓公列传》。

【原文】 齐中尉潘满如病少腹痛，臣意诊其脉，曰："遗积瘕①也。"臣意即谓齐太仆臣饶、内史臣繇曰："中尉不复自止于内，则三十日死。"后二十余日，溲血②死。病得之酒且内。所以知潘满如病者，臣意切其脉深小弱，其卒然合右脉口气至紧小，见瘕气也。以次相乘，故三十日死。三阴俱抟③者，如法；痘俱抟者，决在急期；一抟一代者，近④也。故其三阴抟，溲血如前止。

【注解】 ①积瘕：腹腔内有肿块的病。②溲血：尿血。③三阴俱抟：指太阴、少阴、厥阴三阴脉一齐出现。④近：指死期邻近。

【白话文】 齐国的中尉潘满如患小腹疼的病，淳于意切他的脉后说："这是腹中的气机壅滞，腹腔内有肿块的病。"淳于意对齐国名叫饶的太仆、名叫繇的内史说："中尉如不能自己停止房事，就会在三十天内死去。"过了二十多天，他就尿血死去。他的病是因酗酒后行房而得。淳于意所以能知道他的病，是因为切脉得知脉象沉小弱，而且右手寸口脉脉来紧而小，显现了瘕病的脉象。两气互相制约影响，所以三十天内会死。太阴、少阴、厥阴三阴脉一齐出现，符合三十天内死的规律；三阴脉不一齐出现，决断生死的时间会更短；交会的阴脉和代脉交替出现，死期马上出现。所以他的三阴脉同时出现，就像前边说的那样尿血而死。

积滞之治

【出处】 〔清〕王堉《醉花窗医案》。

【原文】 定襄西厅程裕堂，都中人，春初到任，而定缺苦甚，岁入不足二百金，而定俗尤鄙陋不堪，一切起居日用多不遂意。又以老母在京，迎养则不给，不迎又不可，忧思抑郁，手生一疔，延本处牛医治之，牛屡施针灸，半月而后愈。然程素有积滞，兼日来忧郁，遂胸膈张满，饮食不思，精神馁惰，面目瘦削，牛以为病后大虚，用桂附补之，二服而满益甚。知余在县署，急衣冠①来拜，幼安问其病，即指余告之曰：润翁医道如神，山陕诸相好，无不服者，宜请治之。余诊其脉，六部沉数，右关坚欲搏指。笑曰：君腹中如塞井而下之石，积滞无隙，宜乎饮食之减少也。此有余之症，急下之，则舒畅。误认为虚，则相悖矣。程曰：精神馁困，肌肉消瘦，非虚而何？余曰：俗医但知书上病，不如身上病，焉有是处？精神不足者，气血不流通之故；肌肉消瘦，饮食不生发之故也。盖脾胃为容受转输之官，积则无所容受，滞则不能转输，胃气一停，百脉皆败，无怪其然也。程请一方，以对金饮合保和汤合进之。两服而胸腹作声，洞下秽物数次，顷刻间，饥不可忍，神气亦清。晚笼灯而来，伏地作叩曰：此方真灵丹妙药，前尚未深信，今乃知俗医之多误也。余曰，人腹中如常平仓，最须年年出陈易新方好，但旧积既去，胃气尚弱，新物入口，停滞尤易，须节俭也。程首领之。即折柬相邀，余怜其苦力辞之。

【注解】　① 衣冠：指穿戴得体的正式拜见。

【白话文】　定襄郡西厅的程裕堂，京城人，初春时到任，但是这个地方比较贫瘠，年收入不足二百金，而且定襄的习俗特别粗俗不堪，一切日常起居都不满意。又因为母亲在京城，接过来不方便，不接过来又不行，忧思抑郁，手上生一疔，请本地牛医生治疗，牛医生多次施行针灸，半个月后才痊愈。然而程裕堂一向有积滞，连日来忧郁，结果胸膈胀满，饮食不思，精神萎靡，脸面瘦削，牛医生认为是病后非常虚弱，用桂、附大补，服用两剂之后胀满就加重。知道我在县署，急忙穿戴得体正式拜见我，幼安问他的病，就指我告诉他说："润医生的医术就像神一样，山陕各位好友，没有不服的，应该请他治的。"我切他的脉，六部沉数，右关脉坚硬搏指。笑着说："你肚子里就像堵塞井下的石块，积滞而且没有缝隙，应该减少饮食。这有多余的病，应该急下，就会舒畅。误认为是虚证，就相违背了。"程说："精神疲乏，肌肉瘦弱，不是虚是什么？"我说："一般医生只知道书上病，不知道身上病，怎么会对呢？精神不足，是因为气血不流通；肌肉瘦弱，是因为饮食不能化生肌肉。脾胃是受纳、运输的脏器，积滞则不能受纳，停滞就不能运输，胃气一停，百脉都败坏，难怪这样了。"程请求一剂方药，我就让他喝对金饮合保和汤。两剂之后胸腹发出声音，拉下秽物好几次，顷刻之间，饥饿难忍，神气也清了。晚上提着灯笼而来，伏在地上磕头说："这真是灵丹妙药，以前我还不相信，现在才知道庸俗医生的过错啊。"我说："人的腹部像平仓，最好年年出陈易新才好，一旦旧积已经除去，胃气尚弱，新食物入口，停滞更容易，要少吃一点。"程点点头。程随后写好请柬邀请我，我很同情他的处境极力推辞。

急则治标

【出处】〔明〕杨继洲《针灸大成》。

【原文】 甲戌夏，员外熊可山公，患痢兼吐血不止，身热咳嗽，绕脐一块痛至死，脉气将危绝。众医云："不可治矣。"工部正郎隗月潭公素善，迎余视其脉虽危绝，而胸尚暖，脐中一块高起如拳大，是日不宜针刺，不得已，急针气海，更灸至五十壮①而苏，其块即散，痛即止。后治痢，痢愈，治嗽血，以次调理得痊。次年升职方，公问其故。余曰："病有标本，治有缓急，若拘于日忌，而不针气海，则块何由而散？块既消散，则气得以疏通，而痛止脉复矣。正所谓急则治标之意也。公体虽安，饮食后不可多怒气，以保和其本；否则正气乖②而肝气盛，致脾土受克，可计日而复矣。"

【注解】 ①壮：为艾灸的计量单位。②乖：不和。

【白话文】 甲戌年的夏天，员外熊可山得了痢疾兼见吐血不止，身体发热，咳嗽，绕脐有一个硬块疼痛剧烈，脉象危险将要断绝。众多医生说："这不能救治了。"工部正郎隗月潭素来和善，请我前去诊治，我诊察他的脉象虽然危绝但胸部尚且温热，脐中一块高起如拳头大小，当天不适宜针刺，但现在不得已，赶紧针刺了气海，又艾灸到五十壮才苏醒，那个肿块随即消散，疼痛也停止。接着治疗痢疾，痢疾治愈后治疗咯血，依次调理痊愈。第二年正当升迁，他询问我治愈的原因。我说："疾病有标本之分，治疗有缓急之别，如果拘泥于当日的禁忌，不针刺气海，那么肿块怎么能消散呢？肿块已经消散，则气得以疏通，就能止疼痛，恢复脉象。正所谓急则治标。您的身体虽然现在没有什么疾病，但饮食后不可动怒，以确保气血相和；否则正气不和而肝气旺盛，导致脾土受到克制，就得慢慢恢复了。"

结牢吐血

【出处】 〔明〕吴又可《温疫论》。

【原文】 吴江沈青来正，少寡①，素多郁怒，而有吐血证岁三四发，吐后即已，无有他证，盖不以为事也。三月间，别无他故，忽有小发热，头疼身痛，不恶寒而微渴。恶寒不渴者，感冒风寒，今不恶寒微渴者，疫也。至第二日，旧证大发，吐血胜常，更加眩晕，手振烦躁，种种虚躁，饮食不进，且热渐加重。医者、病者，但见吐血，以为旧证复发，不知其为疫也。故以发热认为阴虚，头疼身痛认为血虚，不察②未吐血前一日，已有前证，非吐血后所加之证也。诸医议补，问予可否？余曰：失血补虚，权宜则可。盖吐血者内有结血，正血不归经，所以吐也。结血牢固，岂能吐乎？能去其结，于中无阻，血自归经，方冀不发。若吐后专补内则血满，既满不归，血从上溢也。设用寒凉尤误。投补剂者，只顾目前之虚，用参暂效，不能拔去病根，日后又发也。

【注解】　①寡：独居。②察：注意到。

【白话文】　吴江的沈青，一直独居，平素常抑郁或发怒，患吐血症，每年发作三四次，吐过之后就好了，也没有其他的症状，因此自认为病情并不严重。今年三月里，没有其他原因，突然低热，头身疼痛，不怕冷，觉得有点口渴。怕冷而不渴，是因为感受风寒，现在这种不怕冷但口渴的，就是疫病了。到来第二天，旧病突然剧烈发作，吐血量比之前都多，眩晕加重，手颤，烦躁，各种虚证躁动，不能进饮食，而且发热渐渐加重。医生和患者只要看到有吐血症状，都以为是旧病复发，不知道这是疫病。所以认为发热是因为阴虚，头痛、身体痛是血虚，没有注意到在吐血的前一日已经有了之前的一些病情，不是吐血之后才有的症状。医生们讨论补益，问我可不可以？我说："失血的话就要补血，适当就可以。吐血的人是因为体内有聚结的血，正常的血不能回归经脉，所以会吐血。聚结的血很牢固，怎么能吐出来呢？如果能去除聚结，没有阻碍在其中，血自然能够回归经脉，才有可能不再发作。如果吐血之后只知道补益，则血过满，血过满又不能回归经脉，所以血会从上部吐出。如果用寒凉药物就更加错误了。使用补益药物，只能暂时缓解目前的虚证，效果短暂，不能去病根，以后病情还会发作。"

结昒治误

【出处】　〔清〕李用粹《旧德堂医案》。

【原文】 疡科君略曹先生长君大美内正①，日晡潮热，经候不至。治者皆云血枯经闭，用通经之品，寒热愈甚，呕吐恶心。予诊两手滑利为结胎②之兆，非经闭也，寒热者乃气血护养胎元，不能滋荣肌肤耳，至五六月后胎元已充，气血自盛则寒热自止。时以予言为谬，延原医调理，仍加破血之剂。忽夜半崩如泉，痛势频逼，下一肉块而形已成矣。此时尚未得子，悔恨不逮，染成产蓐，逾年而卒。

【注解】 ① 内正：对别人妻子的尊称。② 结胎：怀孕。

【白话文】 主治疡科的曹君略先生的长子的妻子大美夫人，午后潮热，月经不来。治疗的人都说是血枯经闭，使用通经之品，患者寒热往来更加剧烈，恶心呕吐。我诊其两手，发现其脉皆为滑利，是怀孕的表现，并不是闭经，寒热往来是因为气血护养胎元，所以不能滋养肌肤，到五六月后胎元充盛，气血旺盛了寒热往来自然就停止。那时他们都说我的观点是错误的，仍然运用之前医生的方法进行调理，加入破血的药剂。患者忽然半夜崩血如泉涌，痛势剧烈，排出一个已经成人形的肉块。当时还没有生育过孩子，后悔不及，后来她在产蓐中感染，一年以后便去世了。

解热息风

【出处】 〔清〕熊笏《中风论》。

【原文】 奉新李荣光，体肥多痰，生平好服芪、术，虽当归亦不敢服，一日猝倒不知人，口㖞，右手不动，舌黑而干焦，用白虎汤加麦冬、元参、生地、当归、白芍、白菊，四剂而苏，右亦渐动，怕药凉不肯再服，竟成偏枯，语言蹇涩。

　　靖安辛文祥,好服补药,因而泄泻。医者谓其脾虚火衰也(时已年六十二),极力温补,而泻愈甚,肌肉消尽而泄,食入即出,卧床一月矣。继而猝不知人,口眼斜,不能言,右半不动。余用生地八两、麦冬四两,白蜜一盏,嘱代茶常服。连服半日,果泄止,遂放心服之,一日尽一帖,二日而苏,再服至六七日,而手足亦动,仍不能言耳。再服一二日,而大便胀急不得出(已十余日不大便),于是改用承气汤加薄荷,服二帖大便通,而手足皆灵,语言亦出矣。再服前方(即生地、麦冬),一月全愈(计服生地三十斤,麦冬十余斤)。或问其故,曰:人身肠胃有三十六曲,岂^①能食入即出,此明是温通太过,三焦气化转运太速,即火泄也。热积于内,而犹^②行温补,以致内热感召外风,故猝中邪风。用润药以缓其传送,故泄止,以解其内热,故风息。

　　【注解】　①岂:怎么能。②犹:仍然。

　　【白话文】　奉新李荣光,体型肥胖多痰,平时喜欢服黄芪、白术,当归未敢服用,有一天突然摔倒,不省人事,口歪,右手不能动,舌黑而干焦,用白虎汤加麦冬、玄参、生地黄、当归、白芍、白菊花,四剂后苏醒,右手慢慢也能活动了,怕药凉不肯再服,后来演变成半身不遂,言语不利。

　　靖安辛文祥,喜欢吃补药,所以泄泻。医生说其脾虚火衰(当时他已经六十二岁),极力温补,而泄泻越来越严重,肌肉消瘦而泄,食入即出,卧床一个月了。紧接着,突然不省人事,口眼歪斜,不能言语,右半身不能动。我用生地八两、麦冬四两,白蜜一盏,嘱咐他煎水当茶一直喝。一连喝了半日,果然泄泻止住了,于是他就放心地服用,第一天服完了一帖药,第二天就醒了,再服至六七天,手脚也能活动,但仍不能说话。再服一两天,而大便胀急没有排出(已经十多天未行大便),于是改用承气汤加薄荷,服用二帖大便通畅,手脚皆活动自如,也能说话了。再服前方(即生地黄、麦冬),一月后痊愈(计服生地黄三十斤，麦冬十多斤）。有人问个中缘由，我说：人身肠胃有三十六曲，怎么能食入即出，这明显是温通太过，三焦气化转运太快，是火泄。热积在里面，但仍然行温补，以致内热感召外风，所以突然中风。使用润药以减缓其传送，所以泄泻停止，解除身体里的热，所以邪风就停止了。

经方妙用

【出处】 〔清〕任锡庚《王氏医案绎注》。

【原文】 朱氏妇素畏药，虽极淡之品，服之即吐。近患晡①寒夜热，寝汗咽干，咳嗽胁疼。月余后渐至减餐经少，肌削神疲。孟英诊之，左手弦而数，右部涩且弱。曰：既多悒郁②，又善思虑，所谓病发心脾是也。而平昔畏药，岂可强药再戕③其胃？以甘草、小麦、红枣、藕四味，令其煮汤频饮勿辍。病者日夜服之。逾旬复诊，脉证大减。孟英曰：此仲景治脏躁之妙剂。吾以红枣易大枣，取其色赤补心，气香悦胃，加藕以舒郁怡情，合之甘麦并能益气养血，润燥缓急。恪守两月，竟得霍然。（生粉草三钱，连皮肥藕切先二两，北小麦杵四钱，红枣擘先四钱。）

【注解】 ①晡：申时，即下午三点到五点。②悒郁：抑郁。③戕：损伤。

【白话文】 一位姓朱的妇人平时畏惧服药，即使是非常清淡的药味，服下不久就吐出。最近患者下午体寒夜间体热，盗汗，咽干，咳嗽并且胁痛。一个多月后渐渐食量减少，月经量也减少，身体消瘦，精神疲倦。王孟英为她看病，妇人左手脉弦数，右手脉涩弱。王孟英说:"平素抑郁,又容易思虑过度,是心脾被损伤的表现,然而平时畏惧服药,怎么能用药性强烈的方子进一步损伤她的胃呢?"于是让她用甘草、小麦、红枣、莲藕四味药煮汤,嘱咐她分多次服用不要中途停止。患者每天早晚服用。过了十天王孟英前去复诊,脉象显示病证明显好转。王孟英说:"这是张仲景治疗脏躁病的妙药。我用红枣代替大枣,因其色红能补心,气香能使胃舒服,加上莲藕用来舒解情绪,与甘草、小麦合用能益气养血,润燥缓急。"患者坚持服用两个月,病最终痊愈了。(生粉草三钱;连皮肥藕,切,先二两;北小麦,杵,四钱;红枣,擘,先四钱)

惊风辨伪

【出处】 〔清〕俞昌《寓意草》。

【原文】 袁仲卿乃郎,入水捉蟛为戏,偶仆水中,家人救出,少顷大热呻吟。诸小儿医以镇惊清热合成丸散与服二日,遂至昏迷不醒,胸高三寸,颈软头往侧倒,气已垂绝,万无生理。再四求余往视。诊其脉,止似蛛丝,过指全无。以汤二茶匙滴入口中,微有吞意。谓之曰:吾从来不惧外症之重,但脉已无根,不可救矣。一赵姓医曰:鼻如烟煤,肺气已绝,纵有神丹,不可复活。余曰:此儿受症,何至此极。主人及客俱请稍远,待吾一人独坐,静筹其故。良久曰:得之矣。其父且惊且喜,医者愿闻其说。余曰:惊风一症,乃前人凿空妄谭,后之小儿受其害者,不知几千百亿兆。昔与余乡幼科争论,殊无证据。后见方中行先生《伤寒条辨》后附《痉书》一册,颛①言其事,始知昔贤先得我心,于道为不孤。如此症因惊而得,其实跌仆水中,感冷湿之气,为外感发热之病。其食物在胃中者，因而不化。当比②夹食伤寒例，用五积散治之。医者不明，以金石寒冷药，镇坠外邪，深入脏腑，神识因而不清。其食停胃中者，得寒凉而不运。所进之药，皆在胃口之上，不能透入，转积转多，以致胸高而突。宜以理中药，运转前药，倘得症减脉出。然后从伤寒门用药，尚有生理。医者曰：鼻如烟煤，肺气已绝，而用理中，得毋重其绝乎？余曰：所以独坐沉思者，正为此耳。盖烟煤不过大肠燥结之征，若果肺绝，当汗出大喘，何得身热无汗，又何得胸高而气不逼，且鼻准有微润耶，此余之所以望其有生也。于是煎理中汤一盏与服，灌入喉中，大唉一口，果然从前二日所受之药，一齐俱出，胸突顿平，颈亦稍硬，但脉仍不出，人亦不苏。余曰：其事已验，即是转机，此为食之未动，关窍堵塞之故。再灌前药些少，热已渐退，症复降序。乃从伤寒下例，以玄明粉一味化水，连灌三次，以开其大肠之燥结。是夜下黑粪甚多，次早忽言一声云：我要酒③吃，此后尚不知人事。以生津药频灌，一日而苏。

【注解】　①颛：同"专"。②比：比照。③酒：指水。

【白话文】　一天，袁仲卿的小儿子，跑到水里去捉螃蟹，一不小心跌入水中，幸好被家里人救出来，但不一会儿就发高热，呻吟不止。儿科医生们都将镇惊清热之药制作成丸剂、散剂给他吃了两天，之后小孩便昏迷不醒了，胸部高出近三寸，头颈软，偏向一侧，奄奄一息，完全没有生还的可能。于是一再请求我前去诊治。我诊查他的脉象，仿佛蛛丝一般，手指触上去几乎感觉不到。将两茶匙水滴到患儿口中，微微有喝的意图。旁边一医生对我说道："我从来不怕表现于外的症状有多严重，但这次脉象都没有根了，已经救不了了。"旁边一姓赵的医生又说："鼻黑如烟煤，是肺气已绝的表现。纵然有神丹妙药也难以复活。"我说："这小孩的病，怎么会到这么严重的地步呢？主人和其他客人都请稍稍离开下，让我一人独自静坐思考下缘由。"

过了一段时间我说："明白了。"孩子的父亲又惊又喜，其他医生也愿意听我的讲法。我说道："惊风一症，是前人穿凿附会的，后世的很多小孩都深受其害，数不胜数。先前我与乡里的儿科医生争论，可惜没有证据。后来见方中行先生《伤寒条辨》书后附着的《痉书》一卷，专门论述这个病，这才知道先贤已经先一步写出了我的想法，在医道上不是独创的想法。这个病虽然因受惊而得，但它的实质是因为跌入水中，感受湿冷之气，是外感发热之病。吃进去的食物都在胃里面，因而不消化。相当于伤寒夹食的病证，得用五积散治疗。之前的医生不懂得这个道理，用金石寒冷的药物，结果镇坠外邪，使邪气深入脏腑，小儿的意识因而模糊。食物停留在胃中，受了寒凉以致无法消化。喝进去的药都在胃入口之上，不能传导进去，反而积在那儿了，所以才胸部胀大。现在应当服理中汤，使之前的药物可以消化利用，才能使症情减轻。然后再依照伤寒病的治法用药，如此还能有一线生机。"一旁的医生说："鼻子色黑如烟煤，肺气已绝，而用理中汤，难道不会加重其病证吗？"我说："这就是我一人静坐沉思的原因，其实鼻如烟煤只是大肠燥结的征象。如果真是肺气绝了，应当会全身出汗伴有大喘气，为何发热了还没有出汗，又为何胸部胀大却不气喘呢？况且鼻头微微有润色，所以我认为他有一线生机。"于是煎了一碗理中汤给小孩子喝，刚刚灌下去，便大吐一口，果然之前两天喝的药都一并吐出来了，胸部随即趋于平坦，头颈也稍稍变硬了，但脉象还是摸不太到，人也没有苏醒。我说："和我预测的一样，病情有转机，这是食物不消化，胃口堵住的缘故。"再稍稍灌一点理中汤，发热已经渐渐恢复正常了，病情也减轻了。于是按照伤寒的下法治疗，将玄明粉一味药融化于水中，连着灌下去三次，用来开通大肠之燥结。当天晚上拉了许多黑便，第二天忽然醒过来说一句："我要喝水。"之后又昏睡过去。于是将生津药频频灌下去，一天内便苏醒过来。

久病细辨

【出处】 〔清〕徐镛《玉台新案》。

【原文】 发热恶寒，头疼身痛之暴证，人易辨之。惟久郁肺经而成喘嗽，有似阴虚劳嗽者，不可不辨。郡城西门外奚藕庄客幕于外，上年道途受热，曾患喘嗽，服自便而愈，今复患喘嗽，投自便而加剧，医亦概用清肺补肺，终不见效。自疑为阴虚重证，彷徨无措，遂延予诊。余为脉象见紧，似数非数，前患暑热，故自便可愈。今患寒邪，故反增剧，用小青龙汤而愈。

郡庙道士徐兆奎久患三疟①，坚不服药，二年方愈。愈后冬月又病伤寒，壮热头痛，医疑冬温，误投辛凉之剂，即昏嘿②不省人事。医者以其昏嘿不省，以为热邪内陷，束身告辞。其师杨承宗求治于予，予诊其脉，虚软无神，似数非数，亦为惊徨，但知其疟后中气素亏，复伤于寒，非冬温也。即投温中之剂，一剂稍苏，二剂方醒，三剂乃安。粥饮日渐增加，但膈中似有冷块，即于温中剂内加附子三分，始得平复，调理一月而安。

【注解】 ① 三疟：意为长年患疟。② 嘿：通"默"。

【白话文】 对待突然发作的发热怕冷，头身疼痛，一般医生都容易辨证准确。而如邪气久踞肺经以致咳嗽哮喘，好似阴虚所致结核病之咳嗽，就得仔细辨证清楚。郡城西门外奚藕庄有一旅客，去年旅途中曾感染热邪，患咳喘病，自己抓了点药吃就好了。而这次又患了咳喘病，自己抓药吃反而加重了。凡是帮他看病的医生也都开了清肺补肺的方子，始终不见效果。于是怀疑自己是阴虚重证，手足无措,不知道怎么办,就请我来诊治。我切其脉,发现他脉象偏紧,似数脉但又不是。之前自己抓药能治好是因为患的暑热病,用寒凉方子自然可以治愈。而今是中了寒邪,所以按之前用法反而加重了,于是开了小青龙汤给他,之后就痊愈了。

郡庙道士徐兆奎长年患疟病,坚持不服药,两年才好。但这年冬天他又得了伤寒病,高热头痛,医生怀疑是冬温病,误给他开了寒凉的药方,结果患者神志不清,不省人事。医生因为他神志模糊,认为是热邪内陷,转身告辞了。这位道士的师傅杨承宗请求我给患者治疗。我诊其脉,虚弱而软,没有神气,似数脉但又不是,我也感到惊讶和不安。但明白他是先得疟病以致中气亏虚,后又感伤寒病,而不是冬温病。接着给他开了温中的药方,一剂就稍微有点苏醒了,第二剂患者意识就完全清醒了,第三剂病情就稳定下来了。每天饮水、喝粥的量慢慢增加,但他感觉膈中间仿佛有个冷块,于是我便在温中方药中加了附子三分,症状才得以平复,调理了一个月后痊愈了。

灸治疳证

【出处】 〔明〕杨继洲《针灸大成》。

【原文】 戊辰岁,给事①杨后山公祖乃郎②,患疳疾,药日服而人日瘦。同科③郑湘溪公,迎余治之。余曰:"此子形羸,虽是疳症,而腹内有积块,附于脾胃之旁,若徒治其疳,而不治其块,是不求其本,而揣其末矣。治之之法,宜先取章门灸针,消散积块,后次第理治脾胃,是小人已除,而君子得行其道于天下矣。"果如其言,而针块中,灸章

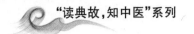

门，再以蟾蜍丸药兼用之，形体渐盛，疳疾俱痊。

【注解】 ① 给事：官名，给事中的省称。② 乃郎：旧时称人家的儿子。③ 同科：科举时代称同榜考中。

【白话文】 戊辰年，给事杨后山的儿子患有疳疾，每天服药但是人日渐消瘦。同科郑湘溪请我去诊疗。我说："这个孩子形体消瘦，虽然是得了疳证，但他腹中有积块，附着在脾胃的旁边，如果只是治疗他的疳症，而不治疗他的积块，是不治疗根本而只治疗枝末的做法。治疗的方法应该先针灸章门，使积块消散以后再调理脾胃，正是小人已除，而君子得行其道于天下。"果然正如我所说的，针刺肿块，灸章门，再服用蟾蜍丸，形体逐渐丰盛，疳证痊愈。

绝药治癖

【出处】 〔日本〕浅田宗伯《先哲医话》。

【原文】 一男子，素有癖气①，偶感邪气，其热炽盛，谵语烦乱。医治之，热颇解，但心下②冲逆，大便秘，元气虚惫，数日不能复。余诊之曰：癖气耳，莫为意。因使绝药治，专饵食，而精气渐复，大便快通全愈。此证虽元气惫，幸大便秘结，故知病可愈也。

【注解】 ① 癖气：病名，癖的别称，指痞块生于两胁，时痛时止的病证，多由饮食不节、寒痰凝聚、气血瘀阻所致。② 心下：指胃脘。

【白话文】 一男子，一向有癖气，有次感染外邪，发高热，胡言乱语，非常烦乱。医生治疗后热度降低很多了，但是胃脘感觉有气往上冲逆，大便秘结，元气虚衰，几天了都没有恢复。我诊断后说："这是癖气，别放心上。"于是用好的药物治疗，专门给他喂食，患者精神渐渐好转恢复，大便也通畅了，疾病也好了。这样的证候是元气衰惫，幸而大便秘结，所以才知道这病能治好。

厥巅治验

【出处】 〔清〕魏之琇《续名医类案》。

【原文】 喻嘉言治吴添官生母，时多暴怒，致经行复止。入秋以来，渐觉气逆上厥，如畏舟船之状，动则晕去，久久卧于床中，时若天翻地覆，不能强起，百治不效。因用人参三五分，略宁片刻。最后服至五钱一剂，日费数金，至家财尽费，病转凶危，大热引饮，脑间如刀劈，食少泻多，已治木矣。喻诊之，谓可救。盖怒甚则血菀①于上，而气不返于下者，名曰厥巅疾。厥者逆也，巅者高也。气与血俱逆于高巅，故动辄眩晕也。又上盛下虚者，过在足少阳。足少阳胆也，胆之穴，皆络于脑。郁怒之火，上攻于脑，得补而炽，其痛如劈，同为厥巅之疾也。风火相煽，故振摇②而蒸热③；木土相凌，故艰食而多泻也。于是会《内经》铁落镇坠之意，以代赭石、龙胆草、芦荟、黄连之属，降其上逆之气；以蜀漆、丹皮、赤芍之属，行其上菀之血；以牡蛎、龙骨、五味之属，敛其浮游之神。最要在每剂中入生猪胆汁二枚。盖以少阳热炽，胆汁必干，亟以同类之物济之，资其持危扶颠之用。病者药入口，便若神返其舍，忘其苦口。连进数十剂，热退身凉，食进泻止，能起行数步。然尚觉身轻如叶，不能久支。因恐药味太苦，不宜多服，减去猪胆及芦荟等药，加入当归一钱，人参三分，姜、枣为引，平调数日全愈。

【注解】 ①菀：通"郁"。②振摇：震颤摇动，意为眩晕。③蒸热：大热。

【白话文】 喻嘉言治疗吴添官的母亲，她经常发怒，导致月经来了后很快就停止。入秋以来，慢慢觉得气机上逆上冲头脑，感觉就像坐在船上，一活动就会晕厥过去，只能一直躺在床上，不能起来，否则就觉得天翻地覆，多次治疗没有效果。如果给予人参三到五分可以安宁片刻。后来药量逐渐加大，最后用到五钱才能够起效，每天要花很多钱，直到家财耗尽，这时病情突然加重，大热大渴，头痛如刀劈，食少腹泻，治之如治木。喻嘉言看过说可以治好。因为大怒则血郁积在上焦，造成气机不能返回下焦，是厥巅病。厥，即是逆；巅，即是高。气血都郁积于巅顶，所以动则眩晕。又因为上实下虚，是足少阳经病变。足少阳胆经，是胆的经穴，都和脑相通。郁积的怒火通过经络上攻于脑，用补药，越补越严重，所以会头痛如劈，这就是厥巅的病证。风火相生，因此大热眩晕；肝木克土，故此食少泄泻。于是根据《内经》生铁落重镇安神的方法，以代赭石、龙胆草、芦荟、黄连之类，降其上逆之气；以蜀漆、牡丹皮、赤芍之类，行其上菀之血；以牡蛎、龙骨、五味子之类，敛其浮游之神。最关键在于每剂中入生猪胆汁二枚。因为少阳热炽，胆汁必干，以同类猪胆汁帮助，有保护巅顶的作用。患者服了药，就像神识返回了脑窍忘了药苦。连服数十剂，热退身凉，食进泻止，能起行数步。但是仍会觉得身轻如叶，不能久立。因为怕药味太苦，不宜多服，减去猪胆及芦荟等药，加入当归一钱，人参三分，以姜、枣为药引，平调数日痊愈。

蹶上为重

【出处】〔东汉〕华佗《华佗神方》。

【原文】 菑川王病,得之沐发未干而卧,蹶^①上为重,头痛身热,使人烦懑。臣意即以寒水拊^②其头,刺足阳明脉,左右各三所,痛渐已。寒水有反激力,足以使热从上出。针刺有温泻力,足以使风从下泄。下泄则心懑除,上出则头痛止,不用汤药,盖亦可治病也。(樊阿注)

【注解】 ① 蹶:跌倒。② 拊:古同"抚",安抚,抚慰。

【白话文】 菑川王生病了,是由于洗完头之后没有擦干就睡觉,跌倒,头痛身热,人感到很烦躁。淳于意用冷水去擦拭他的头,针刺足阳明经脉,左右各三处,痛就渐渐好了。冷水有反激之力,可以使得热邪从上面排出。针刺有温泻力,可以使得风邪从下面而泄。下泄之后就便不烦躁了,上出之后头痛就好了,不用汤药,也可以治病。(樊阿注释)

君相之火

【出处】 〔清〕俞震《古今医案按》。

【原文】 滑伯仁治一人,病怔忡善忘,口淡舌燥,多汗,四肢疲软,发热,小便白而浊。众医以内伤不足,拟进茸、附等药,未决。脉之虚大而数。曰:是由思虑过度,厥阴之火为害耳。夫君火^①以明,相火^②以位^③,相火代君火行事者也。相火一扰,能为百病,百端之起,皆由心生。越人云:忧愁思虑则伤心。其人平生志大心高,所谋不遂,抑郁积久,致内伤也。服补中益气汤、朱砂安神丸,空心进小坎离丸,月余而安。

【注解】 ① 君火:心火。② 相火:肝肾之火。③ 位:安于本位充分发挥其本身应尽的职能。

【白话文】 滑伯仁治疗一个人，患了怔忡和善忘病，口淡舌燥，汗多，四肢疲软无力，发热，小便白色且混浊。很多医生认为是内伤不足，打算用鹿茸、附子等药，没有决定下来。滑伯仁见其脉象虚大又快，说："是因为思虑太多，肝火所害。君火的主持作用正常，相火的作用才能正常。相火代替君火主持，相火一扰，能出现很多疾病，很多疾病的开端都是由心而生。秦越人说：'忧愁思虑伤心。'此人一直志向远大，心高气傲，但所追求的并不顺心，抑郁的时间久了，导致内伤。"给予服用补中益气汤、朱砂安神丸，空腹进服小坎离丸，一个多月就痊愈了。

峻药伤胃

【出处】 〔清〕李用粹《旧德堂医案》。

【原文】 歙①人方李生儒人②，向患左胁疼痛，服行气逐血之剂反加呕逆，甚至勺水难容。脉左沉右洪，明属怒动肝火来侮脾阴，过投峻药转伤胃气，俾③三阴失职仓廪无内而化，五阳衰惫传道无由而行，所以中脘不通食反上涌，斯理之自然毋容议也。方以异功散加白芷、肉桂，于

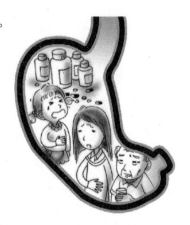

土中泻水，并禁与饮食，用党参五钱、陈仓米百余粒、陈皮一钱、生姜三钱，加伏龙肝水三碗，煎耗一半，饥时略饮数口，二三日后方进稀粥，庶胃气和而食不自呕，依法而行果获奇效。

【注解】 ①歙：地名，在今安徽省。②儒人：儒士。③俾：使。

【白话文】 歙县人方李生，一直以来左胁疼痛，服行气逐血之剂反而导致呕吐呃逆，甚至滴水难进。脉象左沉右洪，属于怒动肝火导致反侮脾阴，投入过多的峻药反而损伤胃气，使得三阴功能失调脾胃运化失常，五阳衰惫无法正常传输，所以中脘不通食入反上涌，这个道理自然毋庸置疑。拟方异功散加白芷、肉桂，于土中泻水，同时禁饮食，用党参五钱，陈仓米百余粒，陈皮一钱，生姜三钱，加伏龙肝水三碗，煎成一半，饥时略饮数口，两三日后方能进稀粥，待到胃气自和而食不反呕，依此方法果然获得奇效。

峻药治厥

【出处】 〔清〕王世雄《回春录》。

【原文】 沈裕昆妻，偶发脘痛，范某予逍遥法，痛颇止，而发热咽疼，邀顾听泉诊视之，知感温邪，予清散法，痛已止而热不退。七日后，目闭鼻塞、耳聋肢搐、不言语、不饮食。顾疑险证，愿质①之孟英。而沈之两郎，皆从王瘦石学（医），因请决于师。瘦石亦谓孟英识超，我当为汝致之。时已薄暮，乃飞刺追邀。比孟英亲视，其外候如是，而左手诊毕即缩去，随以右手出之。遽②曰：非神昏也。继挖牙关、察其苔色白滑。询知大解未行，曰：病是风温，然不逆传膻中，而顺传胃腑。证无可恐。听泉学问胜我，知证有疑窦，而虚心下问，岂非胸襟过人处！但温邪传胃，世所常有，而此证如此骇人，乃素有痰饮盘踞胃中，外邪入之，得以凭借，苔色之不形黄燥者，亦此故耳。不可误认夫温为热邪，脉象既形弦滑以数，但令痰饮一降，苔必转黄。此殆"云遮雾隐"之时，须具温太真③燃犀之照④，庶不为病所欺。昔人于温证，仅言逆传，不言顺传，后世遂误执伤寒在足经，温热在手经，不知经络贯串，岂容界限？喻氏嘉言，谓伤寒亦传手经，但足经先受之耳，吾谓温热亦传足经，但手经先受之耳。一隅三反，既有其逆，岂无其顺？盖自肺之心包，病机渐进而内陷，故曰逆。自肺之胃腑，病机欲出而下行，故曰顺。今邪虽顺传，欲出未能，所谓"胃病则九窍不和"，与逆传神昏之犀角地黄汤证，大相径庭。郭云台云：胃实不和，投滚痰而非峻。可谓治斯疾之真诠。遂书小陷胸合蠲饮六神汤加枳（实）、（浓）朴，以芦菔煮水煎药，和入竹沥一杯，送下礞石滚痰丸四钱。沈嫌药峻，似有难色。孟英曰：既患骇人之病，必服骇人之药。药不瞑眩，厥疾勿瘳，盍再质之瘦石、听泉乎？沈颔之。王、顾阅方，金以为是。且云：如畏剂重，陆续徐投可也。

望日，孟英与听泉会诊，脉症不甚减。询知昨药分数次而服。孟英曰：是因势分力缓之故也。今可释疑急进，病必转机。听泉深然之。黎明，果解出胶韧痰秽数升，各恙即减，略吐言语，稍啜稀粥，苔转黄燥，药改轻清，渐以向安，嗣与育阴柔肝而愈。

【注解】 ① 质：征询。② 遽：匆忙。③ 温太真：东汉政治家、军事家。④ 燃犀之照：比喻洞察事理。

【白话文】 沈裕昆的妻子突发胃脘痛，范某用逍遥法治疗，刚能止痛，却又发热、咽痛，邀请顾听泉诊病，认为是外感温邪，用清散法，疼痛已止，但发热不退。七天后，沈裕昆的妻子目闭鼻塞，耳聋、肢体抽搐，语言不利，不思饮食。顾听泉怀疑是危急重症，希望邀请王孟英一同诊断。而沈裕昆的两个儿子都是跟随王瘦石学医，因此请求师傅诊治。王瘦石也说孟英见识颇深，我们应当听从他的意见。当时已是傍晚时分，只得快马加鞭赶去邀请孟英。等到孟英亲自诊察后，认为其外表症状基本一致，左右两手依次把脉，立刻说："这并不是神志昏迷。"然后令拔掉牙齿观察，舌苔的颜色为白滑苔。询问后才知道大便未解。孟英说："该病是风温之病,但是却不逆行传入膻中,而是顺行传入胃腑。其症状没有什么值得害怕的。顾听泉的学问胜过我,知道其证有疑点,却懂得虚心下问,向我求教,难道不是胸襟过人吗? 只是温邪传入胃腑,是世间常见之病,然而这个人的症状如此惊人,是因为平素胃中有痰饮停留,加上外邪的侵入,助长了痰饮之势,舌苔不是黄燥而是白滑的也是这个原因。不能误认为温为热邪,脉象弦滑数,只要用降痰之法,其舌苔必定转为黄色。应当等到'云遮雾隐'的时候,必须具备温太真燃犀烛照的品质,耐心洞察病理,才不会被病证所欺骗。当时人们对于温证,只说会逆传,而没有说会顺传的,后世就误认为伤寒在足经,温热在手经,而不明白经络贯串连通,怎么会有明显的界限呢? 喻嘉言说:伤寒也传手经,但足经先受之。我认为温热也传足经,但手经先受之。举一反三,便可知道温证既然可以逆传,怎么不可以顺传呢? 从肺至心包,病机渐渐内陷,所以称为逆。从肺至胃腑,病机渐渐欲出而下行,所以称为顺。如今邪气虽然是顺传,但并没有排出体外,即'胃病则九窍不和',与逆传神昏的犀角地黄汤证非常不同。郭云台说:胃实不和,投滚痰而非峻。可以说是治疗这类疾病的真理。"于是以小陷胸汤合蠲饮六神汤加枳实、浓朴,用芦菔煮水煎药,再加竹沥,送服礞石滚痰丸四钱。沈裕昆担心这副汤药效力过于峻猛,面露难色。孟英说:"既然得了骇人的病,必服用骇人的药。药效如果不够峻猛,厥逆的病证就无法好转,难道要再征询王瘦石和顾听泉的意见吗?"沈裕昆颔首接受。王瘦石、顾听泉看了这个处方,也表示赞同,并且说:"如果担心剂量过重,可以分次慢慢服用。"

第二天,孟英和顾听泉前去会诊,患者的脉象并无缓和。询问后才知道昨日是分数次服药的。孟英说:"是药力被分解减缓的原因。现在可以解释疑问并立即投药,病情必会有好转。"顾听泉深以为然。黎明时分,患者果然从大便解出像痰一样黏而坚韧的秽物数升,各种症状都有所减轻,略微说了几句话,可以服用少量稀粥,舌苔转为黄燥,用药改为轻清,渐渐好转,继续给予育阴柔肝法而痊愈。

亢阳外焚

【出处】 〔清〕李用粹《旧德堂医案》。

【原文】 妻祖黄含美,庚辰会试①,患伤寒。剧甚时,家君薄游②都门乃与诊视。舌黑刺高,壮热妄语,神思昏沉,奄奄一息,此为邪热内甚,亢阳外焚,脏腑燔灼,血随沸腾,斑将出矣。遂用生地、丹皮、元参、麦冬、黄连、知母、甘草,一剂而斑现,再剂而神清,三剂而舌刺如洗矣。

【注解】 ① 会试:科举时代,聚合各省举人在京城进行的考试。
② 薄游:轻装简游。

【白话文】 妻子的祖父黄含美,庚辰那年参加会试,患上伤寒。发病剧烈之时,家父轻装简行至京城为他诊治。发现他舌色黑,芒刺高起,壮热妄语,神思不清,奄奄一息,这是内有较强势的邪热,阳气亢盛于外,脏腑燔灼,血随其热势沸腾,即将出现斑疹。家父便用生地黄、牡丹皮、玄参、麦冬、黄连、知母、甘草,一剂下去斑疹便出现,第二剂下去便神志清楚,三剂之后舌刺便如洗过一般消失了。

枯杨生花

【出处】 〔清〕李用粹《旧德堂医案》。

【原文】 休宁汪振先夫人，受孕八月，胎前劳瘵①，肉削肌瘦，环口黧黑，舌色红润，饮食如常，六脉滑利，状若无病。予曰：九候虽调，形肉已脱，法在不治，所赖者胎元活泼，真阴未散；线息孤阳，依附丹田。譬之枯杨生花，根本已拔，胎前尚有生机，恐五十日后虽有神丹总难回挽。盖分娩之时，荣卫俱离，百节②开张，况处久病之躯，当此痛苦之境，恐元神无依，阴阳决绝，仅陈躯壳，而生气杳然，岂能再延耶？越二月，果子存母殁。

【注解】 ① 劳瘵：劳累多病。② 百节：指人体各个关节。

【白话文】 休宁汪振先的夫人，怀孕八个月，胎前劳累多病，身材清瘦，口周黧黑，舌色红润，饮食如常，六脉滑利，状若无病。我说："她九候虽然调和，但形体消瘦，已经无法医治，全赖以体内胎元，真阴未散，一线孤阳，依附在丹田之中。犹如枯萎的杨树生花，其根早已被拔除，胎前尚有生机，恐怕五十日之后就算有神丹妙药也难以挽回。因为分娩之时，荣卫分离，身体各个关节都开张，况且又是一个久病之躯，等到分娩这种痛苦的时候，元神无法依附，阴阳离决，仅剩下躯壳，生气了无，怎么可能再延续呢？"过了二个月，果然胎儿留存而其母去世。

坤厚乾健

【出处】 〔清〕李用粹《旧德堂医案》。

【原文】 娄江祭酒①吴梅村夫人，产后患痢，昼夜百余次，不能安枕，用滞下通导而后重转增。延家君治之，断为阴虚阳陷。用六味汤加肉桂以保衰败之阴，以补中汤加木香以提下陷之气。盖新产之后营卫空虚，阴阳残弱，咸赖孤脏之力生血生气，庶可复后天资生之本。既患下痢则知元阳已虚，又投峻剂必使真阴愈竭，惟舍通法而用塞法，易寒剂而用温剂，俾胃关泽而魄门②通畅，仓廪③实而传道运化自然，精微变化清浊调和矣。可见胎前产后所恃者脾元也，所赖者阳气也，坤厚既旺，乾健自复。丹溪云：产后以大补气血为主，虽有杂症以末治之。诚者是言也。

【注解】 ①祭酒：汉、魏以后官名。②魄门：指肛门。③仓廪：指脾胃。

【白话文】 娄江祭酒吴梅村的夫人，产后患上痢疾，一昼夜要泄泻百余次，不能安然入睡，用通导的药物之后里急后重反而更加剧烈。请家父过去诊治，诊为阴虚阳陷。便用六味汤加肉桂以保衰败之阴，以补中汤加木香以升提下陷之气。因为新产之后营卫空虚，阴阳残弱，全赖孤脏之力来生血生气，才可以恢复后天资生之本。她已经患有下痢，便可知她元阳已虚，又投峻剂必使真阴愈加衰竭，只有舍弃通法而用塞法，更换寒剂而用温剂，使胃气盛而魄门通畅，脾气实而水谷运化、精微输布正常。可见胎前产后皆有赖脾气的盛衰，所依赖的是阳气，胃气充盛脾阳自然恢复。朱丹溪曾说：产后以大补气血为主，虽然有其他兼症，也应该最后治疗。此话说得极对。

里实证辨

【出处】 〔日本〕浅田宗伯《先哲医话》。

【原文】 一人年四十余，病温疫下血后，身重难转侧，四肢不收，口眼开脱，语言不出，其状如塑人，脉滑，舌上生芒刺，似欲冷饮。余以为下证具,即投以大承气汤,服之一帖,眼睛活动,语言少出,续服前方,全愈。又一人患同病,而精神稍爽,瞳子和,口中津液黏润,不能语言,绝食数日,人以为死证。时患者动指,其状似欲饮水,因与之,少得语言,如此数次。余试与白虎汤,遂愈。盖承气汤主精神昏愦,不能语言;白虎汤主精神爽快,津液黏润,不能语言。虽均属里实,二汤之所主,自判然矣。(中西深斋《名数解》有白虎、承气辨,颇明晰,而枫亭得之于实际,宜彼此参稽①,处之无差误)

【注解】 ① 参稽:参考。

【白话文】 一个人,四十多岁,患了瘟疫,便血,身体困重难转侧,四肢散漫,口眼开脱,不能言语,样子就像一个雕塑,脉滑,舌上有芒刺,想要喝冷水。我认为用下法的证候都具备了,就用大承气汤,服用一剂后,眼睛可以活动了,话也可以稍微说几句,继续服用前方,痊愈。又有一个人患了同样的疾病,而精神稍微爽朗,眼睛正常,嘴巴干,口中津液黏腻,不能说话,不能进食好几天了,人们都以为他要死了。当时患者可以活动手指,他的样子想要喝水,于是给他,话语较少,像这样几次。我试用白虎汤,也痊愈了。承气汤主精神昏聩,不能说话;白虎汤主精神爽朗,津液黏润,不能说话。虽然两个方剂都属于里实证,但各自主治证候很容易判别。(中西深斋《名数解》有白虎、承气两方的辨证,很明确,而枫亭从实际中得到辨证,应该彼此参考,临床处理就没有差错)

力化顽痰

【出处】 〔清〕李用粹《旧德堂医案》。

【原文】 秦商张玉环，感寒咳嗽，变成哮喘，口张不闭，语言不续，呀呷有声，外闻邻里，投以二陈枳桔毫不见减，延予救之。诊六脉右手寸关俱见浮紧，重取带滑，断为新寒外束，旧痰内搏，闭结清道，鼓动肺金。当以三拗汤宣发外邪涌吐痰涎为要，若畏首畏尾漫投肤浅之剂，则风寒闭固顽痰何由解释。况经曰：辛甘发散为阳，麻黄者辛甘之物也，禀天地轻清之气，轻可去实，清可利肺，肺道通而痰行，痰气行而哮愈矣。乃以前药服之，果一剂而汗出津津①，一日夜约吐痰斗许，哮喘遂平。越二年因不忌口，复起前证而殁②。

【注解】 ① 津津：汗流不停的样子。② 殁：去世。

【白话文】 秦商张玉环，最近因感寒咳嗽，发作哮喘，张口不闭，语言断断续续，呀呷有声，外面的邻里都能听到，用二陈汤加枳实、桔梗丝毫不能缓解，请我过去诊治。我诊断后发现他六脉以及右手寸部、关部都能见到浮紧脉，重按则稍带滑脉，诊断为外有新感寒邪束表，内有旧痰相搏，闭结清道，鼓动肺金。所以应当用三拗汤宣发外邪，涌吐痰涎最为重要，假如畏首畏尾乱投轻效之剂，则风寒闭固，顽痰又如何化解呢？更何况《内经》说：辛甘发散，属阳，而麻黄是辛甘的药物，禀受天地轻清之气，质轻可以去实邪，质清可以通利肺气，肺道通而痰行，痰气行而哮喘就能痊愈。他服用前面提及的药物，果然一剂之后便汗出津津，一昼夜就吐痰大约一斗，哮喘便平息。两年后因不忌口，再次复发前面的病证而去世。

利水安胎

【出处】 〔日本〕浅田宗伯《先哲医话》。

【原文】 小野氏乃政年十八,妊娠弥月①,胎水渐盛,遍身洪肿,下体尤甚,口舌生疮烂坏,不能啖盐味,日啜稀粥仅一二碗,小便赤涩,大便隔日一解,脉滑数有力。医以为胃虚不能摄水,与参、术等药,势殆危剧,遽②邀予理之。予曰:胎水挟湿热者,非胃虚也。投以猪苓汤加车前子、黄连、栀子,盖车前子,一名芣苢,不止利小便,亦取《毛诗》云"宜怀妊"之意,服五六日,逐渐小水快利,肿胀稍散,口中亦和,饮啖复常,因改用紫苏和气饮加白术、黄芩。至月尽而诞男子,两全矣。

【注解】 ① 弥月:满月、足月。② 遽:立即。

【白话文】 小野乃政,十八岁,妊娠快足月时,胎水渐多,全身浮肿,下肢尤甚,口舌生疮,溃烂,不能吃咸的,每天喝稀粥也只是一两碗,小便赤涩,大便隔天一次,脉滑数有力。医生以为胃虚不能喝水,给她吃人参、白术等药,肿势加重,病情危急,急忙请我处理。我说:"胎水挟带湿热,不是胃气虚。"用猪苓汤加车前子、黄连、栀子给她服用。车前子,一名芣苢,不仅仅利小便,也是截取《毛诗》说"孕妇宜用"的意思,服用了五六天,小便逐渐增多通畅,肿胀稍退,嘴巴溃疡也好了,饮食恢复平常,于是改用紫苏和气饮加白术、黄芩。足月生下一个男孩,母子平安。

廉药治疮

【出处】 〔清〕王堉《醉花窗医案》。

【原文】 臁疮①外症,极为缠绵。幼时尝见患此者,脓臭浸淫,经年溃烂。治之法亦颇多,而奏效殊非易事。

辛亥岁,家君曾患此病。洗敷百施,时发时愈。继②有县之西堡村多福寺僧,名钟灵者,祖传外科数世矣,极有把握,乃请治之。钟灵来视,则曰:"此臁疮也,最畏散药、膏药。若用膏散,必致增盛。生豆腐最好,但切薄片,用暖水泡过,日日更易,不半月必愈矣。"家父如言贴之,果克期而愈。

后余亦因磕伤发溃,惭致成此疮,亦用豆腐贴之,口渐敛而痛时作,又有邻人教以黄蜡化融去尽烟,加松香末少许,摊竹纸上贴之,果痛止而愈。

以不紧要之药,治最缠绵之病,功如反掌。乃药病贵相投,不在贵贱也。故志之。

【注解】 ①臁疮:中医病名,指发生在小腿下部的慢性溃疡。②继:接着,随后。

【白话文】 臁疮外症,极易缠绵。小时候曾经见过这样的患者,脓臭浸润,常年溃烂。治疗的方法有很多,但是有效实在不是一件容易的事。

辛亥年,我的父亲曾患这个病。应用洗敷等各种方法,有时候发作有时候痊愈。随后有县城西堡村多福寺里的僧人,名字叫钟灵,祖传外科好几代了,非常有把握,于是请他来治。钟灵来看病,说:"这是臁疮,最怕散药、膏药。如果用膏散,必然导致病情加重。生豆腐最好了,只要切薄片,用暖水泡过,每天更换,不到半个月就好了。"我父亲听他所说的贴豆腐,果然到期就好了。

后来我也因为磕伤发生溃烂,渐渐形成此疮,也用豆腐敷贴,伤口渐渐收敛而且经常发生疼痛,又有邻居教我用黄蜡融化去了烟,加上一点点松香末,摊在竹纸上敷贴伤口,果然疼痛消失,病就好了。

用不重要的药,医治最缠绵的病,功效易如反掌。药和病重点是在相互符合,不在于贵还是便宜。所以记录下来。

凉药治吐

【出处】 〔宋〕钱乙《小儿药证直诀》。

【原文】 广亲宅四大王宫五太尉,病吐泻不止,水谷不化。众医用补药,言用姜汁调服之。六月中服温药,一日而加喘,吐不定。钱曰:"当用凉药治之。"所以然者,谓伤热在内也。用石膏汤三服并服之。众医皆言:"吐泻多而米谷不化,当补脾,何以用凉药?"王信众医,又用丁香散三服。钱后至曰:"不可服此。三日外必腹满身热,饮水吐逆。"三日外,一如所言。所以然者,谓六月热甚,伏入腹中而令引饮,热伤脾胃,即大吐泻。他医又行温药,即上焦亦热,故喘而引饮,三日当死。众医不能治,复召钱至宫中,见有热证,以白虎汤三服,更以白饼子下之。一日减药二分,二日三日,又与白虎汤各二服,四日用石膏汤一服。旋合麦门冬、黄芩、脑子①、牛黄、天竺黄、茯苓,以朱砂为衣,与五丸,竹叶汤化下,热退而安。

【注解】 ① 脑子:指龙脑香。

【白话文】 广亲宅四大王宫五太尉,吐泻不止,饮食不消化。许多医生用补药,说要用姜汁调服。六月中服用温药,服用一天而出现了喘促,频频呕吐。钱乙说:"应该用凉药治疗。"之所以这样,是因为体内有热。用石膏汤三剂服用。医生们都说:"呕吐泻下的次数多,又完谷不化,应该补脾,为什么要用凉药?"王相信医生们的讲法,又服用了三剂丁香散。钱乙到后说:"不可以服用丁香散。三天后一定腹胀身热,喝水就呕吐。"三天后,正如钱乙描述的。之所以出现这样的情况,是六月份热盛,伏热邪毒入腹中而想要喝水,热邪伤到脾胃,就上吐下泻。

其他医生还用温药，使得上焦也有热，所以喘促，想要喝水，三天后一定没救了。医生们不会治疗，又召钱乙到宫中，见有热证，用白虎汤三剂，又用白饼子下利。第一天把药量减少二分，两三天后，又服用白虎汤两剂，第四天用石膏汤一剂。立即再加上麦门冬、黄芩、龙脑香、牛黄、天竺黄、茯苓，以朱砂为衣，吃五丸，竹叶汤化服，热退病愈。

临证辨治

【出处】 〔宋〕钱乙《小儿药证直诀》。

【原文】 睦亲宅一大王，病疮疹①，始用一李医，又召钱氏。钱留抱龙丸三服，李以药下之。其疹稠密，钱见大惊曰："若非转下？则为逆病。"王言："李已用药下之。"钱曰："疮疹始出，未有他证，不可下也。但当用平和药，频与乳食，不受风冷可也。如疮疹三日不出，或出不快，即微发之；微发不出，即加药。不出，即大发之。如大发后不多，及脉平无证者，即疮本稀，不可更发也。有大热者，当利小便；小热者，当解毒，若出快，勿发，勿下，故只用抱龙丸治之。疮痂若起，能食者，大黄丸下一二行，即止。今先下一日，疮疹未能出尽，而稠密甚，则难治，此误也。纵得安，其病有三：一者疥，二者痈，三者目赤。"李不能治，经三日黑陷，复召钱氏。曰："幸不发寒而病未困也。"遂用百祥丸治之，以牛李膏为助，各一大服，至五日间，疮复红活，七日而愈。若黑者，归肾也。肾主胜脾，土不克水，故脾虚寒战则难治。所用百祥丸者，以泻膀胱之腑，腑若不实，脏自不盛也。何以不泻肾？曰："肾主虚，不受泻。若二服不效，即加寒而死。"

【注解】 ① 疮疹：疱疹。

【白话文】　睦亲宅一个大王，得了疱疹病，开始是一个李姓医生看的，后面又叫钱乙来看。钱乙留下抱龙丸三剂，李医生用利下药。大王的疹子又稠又密，钱乙看到很是惊讶，说："难道病情往下转归了？则病情加重了。"王说："李医生已经用药物利下了。"钱乙说："疱疹刚透出，没有其他证候，不可以用下法。应当要用平和的药，频频喝点乳食，不要受到风寒就行。如果疱疹三天不出透的，或透出不明显，就稍微发散；稍微发散还不透出，就加药。不透出，就用大剂量发散药。如果大剂量发散药后疱疹还是不多，且脉象平和没有其他证候，就是疱疹本来就稀发，不可继续使用发散药。有高热的情况要利小便，低热就应该解毒，如果疹子透出较快，不要发散，不要利下，只要用抱龙丸治疗。如果疱疹结痂能进食的话，大黄丸利下一两次就停。如今先利下一天，疱疹没有出尽，而且更加稠密，很难治疗了，这是误治了。纵使现在好了，也会有三个后遗症：一是会生疥疮，二是痛证，三是眼睛红。"李医生不会治，三天后大王的疱疹发黑塌陷，又找钱乙来看。钱乙说："幸亏还没有寒战，病情还没有困顿。"于是用百祥丸治疗，用牛李膏佐助，各服一大剂，过了五天，疱疹又鲜红了，七天就痊愈了。如果疱疹黑色，是归于肾的病证。肾强脾弱，土不能克制水，所以脾虚寒战就难治。用百祥丸泻膀胱之热，腑气不实，脏气也不会过盛。为什么不泻肾呢？回答说："肾主虚，不能泻。如果吃了两剂没有效果，就寒战加重而死。"

绿豆解毒

【出处】　〔清〕任锡庚《王氏医案绎注》。

【原文】 郑德顺春患急证，时已二鼓①，丐孟英视之。见其扒床拉席，口不能言，惟以两手指心抓舌而已。孟英曰：中毒也。取绿豆二升，急火煎清汤澄冷灌之，果即霍然②。诘期询其故，始言久患臂痛，因饵草头药③，下咽后即心闷不可耐，舌麻不能言。（绿豆为清凉解毒之品。用二升及急火煎清汤澄冷灌之，各有深义。阳动阴静。扒床拉席，是热证非寒证。口不能言，两手指心抓舌，是病在气分不在血分。两手指心抓舌，毒重病急，急证急治。绿豆少用，则有杯水车薪④之祸。煎药文火药性入下焦，武火药性入上焦，故宜急火煎清汤。其澄冷灌之者，前项病情，热毒虽在上焦气分，然煎成热服，则证热汤热，下咽后嫌与病势扞格⑤。澄冷灌之，即用寒远寒⑥之义）

【注解】 ① 二鼓：二更，指晚上九点至十一点。② 霍然：疾病迅速消除。③ 草头药：说一些不出名、不常见的中药。④ 杯水车薪：出自《孟子·告子上》。用一杯水去救一车着了火的柴草，比喻力量太小，解决不了问题。⑤ 扞格：有矛盾，或抵触之意。⑥ 用寒远寒：在春季应该顺应温暖生发之气，同时又要避免用温药加剧此温气以免太过。

【白话文】 郑德顺在春天得急症，当时正二更时候，请王孟英去看病。王孟英见他趴在床边拉着席子，嘴巴不能说话，只是用两手指抓舌头罢了。王孟英说："他是中毒了。"用绿豆两升，猛火煎清汤去滓，冷却之后给他喝下，果然马上就好了。王孟英追问中毒的原因，他才说患手臂痛很久了，所以吃些说不出名的中药，吃下之后就觉得胸闷不可忍受，舌头麻木不能讲话。（绿豆是清凉解毒的药，用两升以及大火煎清汤去滓，冷却服下各自有其道理。阳属性的事物主动，阴属性的事物主静。趴在床边拉着席子，是热证而不是寒证。嘴巴不能说话，两手抓舌头，是病在气分而不在血分。两手指抓舌头，是中毒很重很急的表现，急的病要用紧急的方法治疗。绿豆用得少，就会有杯水车薪的祸患。如果煎药用小火，药性走下焦，用大火煎药，药性走上焦，所以最好用猛火煎清汤。去滓，澄清，冷汤服下，是因为之前的病情，热毒虽然在上焦气分，如果煎汤热服，那么证热服热汤，下咽之后与病势相抵触。所以冷却之后再服药，是取顺应热的证候用寒药的意思）

脉证相参

【出处】 〔明〕吴又可《温疫论》。

【原文】 张昆源正，年六旬，得滞下。后重窘急①，日三四十度，脉常歇止，诸医以为雀啄脉，必死之候，咸不用药。延予诊视，其脉参伍不调，或二动一止，或三动一止，而复来，此涩脉也。年高血弱，下利脓血，六脉短涩，固非所能任，询其饮食不减，形色不变，声音烈烈，言语如常，非危证也。遂用芍药汤加大黄三钱，大下纯脓成块者两碗许，自觉舒快，脉气渐续②，而利亦止。数年后又得伤风，咳嗽，痰涎涌甚，诊之又得前脉，与杏桔汤二剂，嗽止脉调。乃见其妇，凡病善作此脉。大抵治病，务以形色脉证参考，庶不失其大体，方可定其吉凶也。

【注解】 ① 窘急：窘迫。② 渐续：恢复。

【白话文】 张昆，字源正，年近六十，得了滞下病。里急后重，每天有三四十次，脉搏常有间歇停止，很多医生认为这是雀啄脉，必死的证候，所以没有人开药给他。请我过去诊视，他的脉搏跳动没有规律，有时跳两下停一下，有时跳三下停一下，如此反复，我判断这是涩脉。患者年纪已经很大，气血衰弱，大便中有脓血，脉象短涩，不能承担猛烈的治法，询问他饮食也没有减少，身形和面色也没有改变，声音也有力，言语和正常人一样，这就不是危重证。于是我用芍药汤加大黄三钱，之后患者大便排出大约两碗的脓块，觉得舒服畅快了许多，脉搏渐渐转为正常，下痢也停止了。几年后又得了伤风，咳嗽，咳痰流涎很多，诊脉发现和之前的一样没有规律，开了两剂杏桔汤，咳嗽止住了，脉搏也恢复正常了。后来看到他的妻子，说但凡生病时，便会出现这种脉搏。由此可见在治病的时候，务必同时参照身形、面色、脉象、证候，不能失去整体观念，才可以不失疾病的大致病机确定病情的吉凶。

明辨寒热

【出处】 〔清〕魏之琇《续名医类案》。

【原文】 吕东庄治钱氏子，五岁，病泄泻。儿医谓最宜于泻，不复顾忌，以清火为急，寒凉纵进（着眼在纵字），病势殊剧。吕视之，面色两颧刺红（虚阳上浮），时切牙喘急（上盛），口渴甚，饮水不绝（阴虚液燥），脉洪缓如平壮人。曰：脾急矣，速投人参、当归、黄芪、陈皮、甘草、茯苓、木香以救之，一剂觉安。或阻之曰：误矣，小儿有专门，岂可令腐儒①治之？吾所闻病，以发散清凉解毒为主，今半身，潮热未退，而用温补，必不救矣（无真知而参末议，最能误人，知者慎之）。其家惧，遂不敢再服。间三日，其父复来见曰：诸症复如故，如何？吕曰：岂有是理哉，君戏我耳。曰：日来实不服君药。乃述其故。吕曰：君试急归，儿天柱骨②倒矣。别去，顷之驰至，曰：果如公言，奈何？急服前方何如？吕曰：前方救虚也，今加寒矣，非桂、附不能挽也。曰：颧红口渴，喘急饮水，俱是热症，而公独云虚寒何也？曰：阴竭于内，阳散于外，而寒凉复逼之也。阳无所归，内真寒而外假热，此立斋所发《内经》微旨，非深究精蕴者，不能信也。乃归而违众服之，一剂而天柱直，二剂而喘渴止，三剂起行，嬉戏户外。（此由苦寒过剂，故处方如是，非一切小儿皆可桂、附也）

【注解】　①腐儒：酸腐的学者。②天柱骨：即颈柱骨，第四、五、六颈椎骨的合称。

【白话文】　吕东庄治疗钱氏的儿子，五岁，腹泻，儿科医生认为应该用泻法治疗，毫无顾忌地认为清火最为着急，肆意用大量寒凉药物清热，孩子病情加重。吕东庄诊查，见孩子两颧大红（虚阳上浮），气促，时不时咬牙切齿（上盛），口渴，要不停饮水（阴虚液燥），脉洪缓像壮汉的脉象。吕东庄说："是脾虚急症，立即给予人参、当归、黄芪、陈皮、甘草、茯苓、木香，一剂就安静了。"有医生阻止他说："这是误治啊，儿科是专科，怎么能让一个酸腐的学者来治疗？我认为这个患者，应该用清热解毒为主治疗，现在上半身潮热未退反用温补，一定不能救治。"（没有真知又未考虑明确，最能误人，有真知的人谨慎对待）孩子的家人害怕了，不再服药。过了三天，孩子父亲又来找吕东庄问："孩子症状又回到以前了，为什么？"吕东庄说："不可能，你戏弄我吗？"孩子父亲说："近日未服你开的药。"并说明了原因。吕东庄说："你马上回去看看，孩子的天柱骨应该倒塌了。"孩子父亲立刻回家，不一会就回来说："真的和你说的一样，怎么办？马上服用以前的药可以吗？"吕东庄说："以前的方子是补虚的，现在又增加寒证了，不用肉桂、附子不能挽救。"父亲说："孩子两颧红、口渴、气急、口渴都是热证，你为什么说是寒证呢？"吕东庄说："阴液枯竭，阳气外散，又被寒气逼迫，外散的阳气不能回归，是真寒假热的病证，这是薛立斋发挥的《黄帝内经》精要意义，一般人不了解其中的深意，不能相信他们。"于是孩子父亲回去不听别人的意见，服用吕东庄的方药，一剂天柱骨就直立了，二剂气喘口渴就止住了，三剂孩子就可以起床，在户外玩耍了。（这是因为过量使用苦寒之药，所以如此处方，但并不是所有的小儿都适宜肉桂、附子）

明辨湿痹

【出处】〔清〕王堉《醉花窗医案》。

【原文】 介之田村乔某，忘其名，年老得痹疾，或手或足，痛发左右无定。医药数辈皆以瘫痪治之，药不啻千百剂，竟罔效。委顿①经年，已为治丧具矣，而痛则饮食二便尚无大害。其里中有商于都者，知余名，因嘱请治。余至其家，未见病人，先问其子曰："遵大人是何病？"其子以瘫痪告。余曰："老年人得此病十无二三愈者，恐治之亦无益也。然既来不得不一视之。"入其室，则病者拱手称谢，问答数语，口舌便利，视其口眼无歪斜状，神气亦清。乃问："手足麻木乎？"曰："并不麻木，惟有时作痛，不可忍耳。"因诊其脉，六部俱缓而沉，兼带弱象。告之曰："君所患乃湿痹，既非瘫痪，又非痿症。盖寒湿着于皮肤，四肢重滞，每转侧则重不可举，如移山挪石，非人不行。"病者曰："不错，不错，先生所认既真，急请施方必可愈也。"余曰："愈则可愈，然无速效，须服药数十付，起居调摄，乃杖而起，早亦在三月外，迟则半年。"病者曰："但求病愈，何必急急。"乃先以五苓理中汤加附子苍术进之。五服而痛少止，肚腹宽，饮食进。又易羌活胜湿汤加牛膝、肉桂等类，命多服之，半月痛全止。惟举动艰滞，步履尚难。更以白术附子汤，加松节、萆薢等。命十服后，丸服之。更命每早晚遣入扶掖，往返数十步不必再视也。病者遵之，越三月，趋车备物衣冠而来,见其行走如常,而履阶逾限,尚多不利,急遣还而养之。冬十一月遇于城中酒市,则指挥如意,毫无痛苦矣。此事相隔十余年,辛酉其子来求治眼,谈次具陈本末,乃始忆而录之。

【注解】 ① 委顿:疲乏、困顿。

【白话文】 介地田村乔某,我忘了他的名字,年纪大的时候得痹病,有时候是手有时候是脚,疼痛发作左右不定。多名医生都以瘫痪治疗,药物吃了不下千百剂,都没有效果。一年来精神委顿,家里已经为他准备好办理丧事了,虽然疼痛但大小便都正常。他乡里有人在京都经商,知道我的名声,于是请求我去治疗。我到他家,没有看到患者,先问他的儿子说:"你父亲是什么病?"他的儿子告诉我是瘫痪。我说:"老年人得这种病的没有几个能好的,恐怕治疗也没有用的。但既然来了不得不看一看。"进入他的房间,那患者拱手道谢,问他几句话,口舌便利,看他没有嘴歪眼斜的症状,神志也清楚。于是问:"手脚麻木吗?"说:"并不麻木,只是有时疼,不能忍受罢了。"通过切脉,六部都缓慢而沉重,兼带弱象。我告诉他说:"你得的是湿痹,并不是瘫痪,也不是痿症。因为寒湿附着于皮肤,四肢沉重,每次转动就不能举起重物,好像移山搬石那么困难,不是人不能走。"患者说:"没错,没错,先生所说的都是对的,请你开方药一定可以治好的。"我说:"是可以痊愈,但是不会快速有效,需要吃药几十副,起居调养,才能拄着拐杖站起来,最早痊愈也在三个月以后,迟则半年。"患者说:"只要病能痊愈,何必着急。"于是先用五苓理中汤加附子、苍术。五剂后而疼痛缓解,肚腹宽松,能吃饭了。然后改用羌活胜湿汤加牛膝、肉桂等类,让他多服用,半个月疼痛完全停止了。只有行动艰难阻滞,走路还很困难。再用白术附子汤加松节、萆薢等,让他服十剂后,服用丸剂。又要求早晚派人扶着他,往返几十步就不必再治疗了。患者遵守,过了三个月,驱车准备礼物整理好衣帽而来,看见他行走如常，只是踏阶遇到困难，有些不利索，赶紧让他回去休养。冬天十一月在城中酒店相遇，见其行动随意，没有一点痛苦了。这件事相隔十多年，辛酉年他的儿子来求治疗眼睛，谈话间详细陈述了始末，于是才开始回忆并记录下这件事。

明断预后

【出处】〔唐〕令狐德《周书》。

【原文】 天和元年，加授车骑大将军、仪同三司。大将军、乐平公窦集暴感风疾，精神瞀乱①，无所觉知。诸医先视者，皆云已不可救。僧垣后至，曰："困则困矣，终当不死。若专以见付，相为治之。"其家忻然②，请受方术。僧垣为合汤散，所患即瘳③。大将军、永世公叱伏列椿苦利积时，而不废朝谒。燕公谨尝问僧垣曰："乐平、永世俱有痼疾，若如仆意，永世差轻。"对曰："夫患有深浅，时有克杀。乐平虽困，终当保全。永世虽轻，必不免死。"谨曰："君言必死，当在何时？"对曰："不出四月。"果如其言。谨叹异之。六年，迁遂伯中大夫。

【注解】 ① 瞀乱：错乱。② 忻然：喜悦貌。③ 瘳：病愈。

【白话文】 天和元年，姚僧垣被加授车骑大将军、仪同三司。大将军、乐平公窦集突然感受风疾，精神错乱，失去知觉。先前为他诊查的医生，都说已经救不了了。姚僧垣后到，说："难是难了点，终究应该不会死。如果专门委托我，我可以为他治疗。"窦集家人欣然同意，请求他开方治病。姚僧垣为他配了汤药，病随即就好了。大将军、永世公叱伏列椿患腹泻很长时间了，却没有中止上朝拜谒。燕公于谨曾经对姚僧垣说："乐平、永世都有经久难治的病，如果我没说错，永世的病轻一点。"姚僧垣回答说："病有深浅，四时之气有克伐。乐平公的病虽然难治，最后应该可以保全性命。永世公的病虽然轻一点，最后却免不了病逝。"于谨说："你说一定会病逝，会在什么时候？"姚僧垣回答说："不出四月。"事情果然像他说的一样。于谨十分叹服。天和六年，姚僧垣升迁至伯中大夫。

木达土发

【出处】 〔清〕李用粹《旧德堂医案》。

【原文】 参戎①王丽堂夫人②佞佛③长斋，性躁多怒，腹胀累年，历用汤丸全无奏效。延予治时，腹大脐突，青筋环现，两胁更甚，喘满难卧。此系怒气伤肝，坤宫受制之证。前医但知平肝之法，未知补肝之用，所以甲胆气衰，冲和④暗捐，清阳不升，浊气不降，壅滞中州，胀势更增。殊不知肝木自甚则肝亦自伤，不但中土虚衰已也。法当调脾之中兼以疏肝之品，使肝木调达则土自发育耳。拟方用苍术、白术各钱半，白芍、广皮、香附、茯苓各一钱，肉桂、木香、生姜皮各五分，服后顿觉腹响胀宽，喘平卧安，后加人参调理而全瘥。

【注解】 ① 参戎：武官参将，俗称参戎。② 人：或无"人"字。③ 佞佛：信佛。④ 冲和：代指真气、元气。

【白话文】 参戎王丽堂夫人信佛而长期斋戒，性格暴躁多怒，腹胀多年，常年服用汤丸都无奏效。到我这里治疗时，她已经腹部胀大，肚脐外突，腹壁青筋暴露，两胁更厉害，喘促胸满而难以平卧。这是因为怒气伤肝，脾胃受制。之前医者只知道平肝之法，而不知补肝的用途，所以胆气渐衰，真气暗损，清阳不升，浊气不降，壅滞中焦，胀势更甚。却不知肝木壅滞则肝自伤，不仅仅中土脾胃虚衰。治疗当以调中健脾合疏达肝气，使肝木调达而脾土自发。拟方用苍术、白术各二钱半，白芍、广陈皮、香附、茯苓各一钱，肉桂、木香、生姜皮各五分，服用后便觉腹部作响，腹胀缓解，喘气渐停，能够平卧，之后再加人参调理而痊愈。

乃先实脾

【出处】 〔清〕李用粹《旧德堂医案》。

【原文】 柯霭宁，患吐血后，咳嗽连声，气喘吐沫，日晡潮热。服四物知柏后，兼服苏子、贝母、百部、丹皮之属，病势转剧，乞予治之。六脉芤①软，两足浮数，知为阴枯精竭而孤阳气浮，俾肺金之气不能归纳丹田，壮火之势得以游行清道，所以娇脏受伤，喘嗽乃发。理应六味丸加五味、沉香导火归源，但脾气不实，乃先以人参、白术、黄耆、山萸、山药各一钱五分，石斛、丹皮各一钱，五味子廿一粒，肉桂五分，服数十帖，大便始实，改用前方调养月余，咳嗽亦瘳②。后三年前病复发，信③用苦寒遂至不起。

【注解】 ① 芤：芤脉。② 瘳：病愈。③ 信：随意，放任。

【白话文】 柯霭宁患吐血之后，连声咳嗽，气喘吐沫，午后潮热。服用四物汤加知母、黄柏后，兼服用苏子、贝母、百部、牡丹皮等，病势转剧，请我过去诊治。他六脉芤软，两足浮数，可以看出是阴枯精竭而孤阳气浮，使得肺气不能下归丹田，虚火在清气运行的道上流窜，导致肺脏受损，喘嗽发作。所以应该用六味丸加五味子、沉香导火归源，但是他脾气不实，于是便先用人参、白术、黄芪、山茱萸、山药各一钱五分,石斛、牡丹皮各一钱,五味子二十一粒,肉桂五分,服用数十帖,之后大便成形,再改用前方调理几个月,咳嗽也好了。三年后复发,因滥用苦寒之剂让他卧床不起。

疟痢相兼

【出处】 〔清〕俞震《古今医案按》。

【原文】 又治金达泉疟兼痢,日夜四十余度,小腹痛甚,每登厕,汗出如雨,下迫后重①,小水②涩痛,头疼口渴,下午发热,天明始退。左脉浮弦而数,右软弱,中部稍滑。此内伤饮食,外感风邪所致。先与柴苓汤一剂,小便即清,不痛。疟发时寒多热少。晚与人参败毒散,去羌、独,加葛根、防风、桂枝、白芍。次日头痛、痢疾俱减,夜才起三次。改与补中益气汤加酒芩、桂枝、白芍,其夜疟止,但微热,再改胃风汤。人参、白术、桂皮各二钱,白芍四钱,酒炒芩连各一钱,当归、茯苓、川芎佐之,炮姜、地榆为使。服后寒热殄③迹,夜起一次是粪,前方减去桂枝,再三剂而巾栉④出户矣。

【注解】 ① 后重:肛门处有重坠感。② 小水:小便。③ 殄:尽、绝。④ 巾栉:巾和梳篦,泛指盥洗用具。

【白话文】 孙东宿治金达泉的疟疾兼下痢病,患者一昼夜泻下四十多次,小腹十分疼痛,每次上厕所,汗出得像下雨一样。体内感觉向下迫压,肛门处有重坠感,小便涩痛,头疼口渴,下午开始发热,到第二天天亮才退热。左手脉象浮弦又快,右手脉象软弱无力,中部稍滑。这是因为体内被饮食所伤,又外感风邪的原因。先用一剂柴苓汤,小便立即变清,不痛。疟疾发作时恶寒多,发热少。晚上给药用人参败毒散，去除羌活、独活，加入葛根、防风、桂枝、白芍。第二天头痛、下痢都减轻，晚上才起夜三次。孙东宿改用补中益气汤加酒炙黄芩、桂枝、白芍，晚上疟疾停止，但是仍有微热，再改用胃风汤。人参、白术、桂皮各两钱，白芍四钱，酒炒黄芩、黄连各一钱，当归、茯苓、川芎辅佐，炮姜、地榆为使药。服药后发热恶寒都消失不见了，起夜一次是大便，将前方减去桂枝，再服三剂后，梳洗后就可以出门了。

脾热唾血

【出处】〔清〕王堉《醉花窗医案》。

【原文】同年娄丙卿，壬子捷南宫（礼部考试告捷），得庶常（官名），亦寓于三忠祠。素有唾血疾，人不知也。一日宵坐，其仆携汤药来饮之。因问君何病，所服何药。丙卿曰："弟有血疾，经数年矣，医药不啻①百辈②，竟无效。昨遇医士，以为肺金受火伤，赐一方服之。虽不甚效，然尚平平无大误，弟觉病非旦夕病，故药亦无旦夕效也。"余请一诊视，丙卿曰："润翁解此乎？相处不知，几交臂失之。"乃伸其腕，觉六脉沉细而数，脾部尤甚，而肺部却浮短而涩，非病脉也。乃告曰："君所患为阴亏生内热，兼思虑伤脾，脾不统血，故午后有时发热，水泛为痰，或梦遗失精，怔忡惊悸，然否？"丙卿曰："所言之证，无毫发差，当作何治？"乃视其所服之方，则救肺饮也。告曰："君病在脾肾两经，与肺并无干预，果肺病，当喘咳。君不喘咳，而以紫菀、兜铃凉之，是诛伐无过也。久而肺寒气馁，则成瘵③矣。此时夏令，宜常服麦味地黄丸。令金水相生，水升火降，血亦当少止。秋后以人参归脾丸摄④之，不过二斤，保无病矣。"丙卿乃买麦味丸服之。五日后，热退神清，唾少止，继以归脾丸。至仲秋后分手时，则血全止而无病矣。次年散馆⑤作武邑宰，秋寄函问余，有曰："自服君药，顿去沉疴，怀念良朋，时形梦寐，每公余独坐，犹忆握腕清谈时也。"余复谢焉。

【注解】 ① 不啻：不止。② 百辈：上百位；言人多。③ 瘵：多指痨病。④ 摄：保养、调理。⑤ 散馆：古时教师自己开设的招徒授课的书房。

【白话文】 同年的娄丙卿，在礼部考试中赢取功名，出任庶常(官名)，住在三忠祠。一向有痰中带血的病，人们不知道。有一天晚上同坐，他的仆人带着汤药来给他喝。所以问他什么病，喝的是什么药。丙卿说："我有血病，已经几年了，看了医生不止一百人，都没有效果。昨天遇到一个医生，认为我是肺部受到火的伤害，赐给一个药方服用。虽然不太有效，但是也没有大的错误，我觉得这个病不是一朝一夕得的，所以药物也没有那么快就有效。"我请他让我看一看，丙卿说："润翁能治这个吗？ 相处这么久都不知道，几乎失之交臂。"于是伸出他的手腕，我发现他的六脉沉细而数，脾部尤其严重，但是肺部却浮短而涩，这不是有病的脉象。于是告诉他说："您所患的是阴虚生内热，同时思虑太过伤脾，脾不统血，因此午后有时会发热，水泛滥成为痰，有时梦遗失精，心悸不安，是这样吗？"丙卿说："你所说的症状，丝毫不差，该怎么治疗？"就看他现在服用的药方，是救肺饮。告诉他说："你病在脾肾两经，与肺并没有关系，如果是肺患病，应该气喘咳嗽。你不气喘咳嗽，而用紫菀、兜铃等寒凉药，这是惩罚没有错误的脏器啊。时间长了肺寒气馁，就成痨病了。这时候是夏天，最好经常服用麦味地黄丸。让金水相生，水升火降，血也会慢慢变少。秋季后用人参归脾丸调理，不到二斤，保证没有病了。"丙卿买了麦味丸服用。五天以后，热退神清，吐血就变少了，继续服用归脾丸。到八月我们分开时，血完全停止没有病了。第二年娄丙卿在散馆担任武邑宰，秋季寄信问候我，说："自从服了你的药，立刻解除了旧疾，怀念好友，经常梦到你，每当我独自坐着的时候，就想起你握着我的手和我聊天的场景。"我复信辞谢。

脾虚崩血

【出处】〔清〕李用粹《旧德堂医案》。

【原文】 携李孝廉①沈天生夫人，血崩不止，势如涌泉。医谓血热则行，血寒则止。四物加芩、柏等剂，两昼夜不减。延②家君往治。诊其脉息安静，全无病象，肌体清癯③，原非壮实。知为脾胃气虚不能摄血，苦寒杂进反以潜消阳气，须用甘温之品以回生长之令。乃以补中益气汤加阿腰④、炮姜大补脾元，升举阳气。二剂而崩止，以后调理渐安。

【注解】 ①孝廉：明、清两代对举人的称呼。②延：请，引进。③清癯：清瘦。④阿腰：阿胶。

【白话文】 携李孝廉沈天生的夫人，崩血不止，犹如泉涌。医者都言其血热引起血行，假若血寒则自行停止，便用四物汤加黄芩、黄柏等药，两昼夜都不缓解。请我父亲过去诊治，发现其脉象平静，没有病象，身体清瘦，平素并不壮实。便知她是因为脾胃气虚而不能统摄血液，苦寒之药乱入反而耗伤阳气，所以应当用甘温之品来令阳气生长。家父便用补中益气汤加阿胶、炮姜大补脾元，升举阳气。两剂之后崩血便止，之后慢慢调理逐渐痊愈。

脾虚肝郁

【出处】〔清〕王堉《醉花窗医案》。

【原文】 先生之弟妇,患头痛发呕,饮食不思,时瘟疫盛行,疑为时症①,余偶到塾,其侄兰芬兄言其状,并邀之治。问:"身觉憎寒壮热乎?"曰:"否。"问:"身痛鼻塞乎?"曰:"否。"然则非时症。诊其脉,则左关弦滑,余俱细弱。告兰芬曰:"此脾虚肝郁也,作时证治,必散之,虚而散,则大误矣。"兰芬请一方,因以逍遥散进。余过而忘之,越②数日,见兰芬,告余曰:"药才二服,病全除矣。"

【注解】 ① 时症:时疫,流行传染病。② 越:过。

【白话文】 先生的弟媳妇,患头痛伴有呕吐,不思饮食,当时瘟疫盛行,怀疑是瘟疫,我偶然到学校,他的侄子兰芬哥说了她的情况,并请我去治疗。问:"感觉寒战或高热吗?"回答说:"没有。"问:"有身痛鼻塞吗?"回答说:"没有。"因而不是瘟疫。切脉,见其脉象左关弦滑,其他的都很细弱。告诉兰芬说:"这是脾虚肝郁,当作流行病治疗,一定会散乱,虚弱却发散,那么就错误大了。"兰芬请求开药方,我于是给开了逍遥散服用。我诊治过就忘记了,过了几天,见到兰芬,告诉我说:"药才服用两剂,病就完全消除了。"

脾虚吐泻

【出处】〔宋〕钱乙《小儿药证直诀》。

【原文】 广亲宫七太尉，七岁，病吐泻。是时七月，其证全不食而昏睡，睡觉而闷乱，哽气①，干哕②，大便或有或无，不渴。众医作惊治之，疑睡故也。钱曰："先补脾，后退热。"与使君子丸补脾；退热，石膏汤。次日又以水银、硫黄二物下之，生姜水调下一字。钱曰："凡吐泻，五月内，九分下而一分补；八月内，十分补而无一分下。此者是脾虚泻。医妄治之，至于虚损，下之即死。当即补脾。若以使君子丸即缓。"钱又留温胃益脾药止之。医者李生曰："何食而哕？"钱曰："脾虚而不能食，津少即哕逆。"曰："何泻青褐水？"曰："肠胃至虚，冷极故也。"钱治而愈。

【注解】 ① 哽气：嗳气。② 干哕：恶心反胃，要吐吐不出。

【白话文】 广亲宫七太尉，七岁，上吐下泻。当时正值七月，不能吃东西，昏昏欲睡，睡觉自觉胸闷烦乱，嗳气，干呕，大便时有时无，不口渴。医生们将其作为惊风治疗，怀疑是睡觉的原因。钱乙说："先补脾，后退热。"用使君子丸补脾，退热用石膏汤。第二天又用水银、硫黄两味药下利，生姜水调服。钱乙说："凡是上吐下泻，五个月以内，九分下一分补；八个月内，十分补，不要下。这孩子是脾气虚而泄泻。医生误治，导致虚损，下利就会死亡。应当补脾。如果用使君子丸就可以缓和。"钱乙又用温胃益脾药止泻止吐。医生李生问："为什么吃东西会干呕？"钱乙说："脾虚不吃东西，津少就呕逆。"李生问："为什么泻下青褐色的水？"钱乙说："肠胃虚弱，极其虚寒导致的。"钱乙治疗后就痊愈了。

平肝息风

【出处】 〔清〕李用粹《旧德堂医案》。

【原文】 居君显子舍①，青年患疬②，因睡中惊醒，即口眼歪斜，嚼舌流血，四肢搐搦③，举家惊异，邀医用治痰不效，干予诊视。因其抽掣不常，难以候脉。但望面色，黄中现青，搐搦之势，左甚于右。经曰：东方属青，入通于肝，其病为惊骇。况乎久患瘰疬，则肝胆之气尝亢于外，而阴血不荣于内。偶因梦中惊骇触动肝火，火旺而风生，风生而摇动，此自然之理也。且四肢为胃土之末，口目乃胃脉所过，木气摇土，所以喎斜④瘈⑤疭。夫舌属心脾，齿属阳明，阳明气盛则口噤⑥，心脾气盛则舌挺，一挺一噤故令嚼舌，宜用平肝之晶佐以驱风清火。遂用二陈汤加山栀、枳壳、钩藤、羌活、防风，一剂而诸苦若失。

【注解】 ① 子舍：代指子女。② 疬：生于颈部的感染性外科疾病，颈部皮肉间可扪及大小不等的核块，互相串联，小者称瘰，大者称疬，俗称老鼠疮。③ 搐搦：痉挛。④ 喎斜：口眼歪斜。喎，鱼口露出水面翕动的样子。⑤ 瘈：中医指手脚痉挛，口歪眼斜的症状，亦称"抽风"。⑥ 噤：因寒冷而咬紧牙关或牙齿打颤。

【白话文】 居君显的儿子，青年时患有瘰疬，由于在睡梦中惊醒，醒后便口眼歪斜，咬舌流血，四肢搐搦，全家都很惊异，请医生治疗，运用治痰之法无效，便请我过去诊治。因为他抽搐无常，所以难以候脉。望其面色，黄中带青，左边抽搐强于右边。《黄帝内经》说：东方属青，通于肝，此病为惊骇。再者他患有瘰疬很久，则肝胆之气常亢奋于外，阴血无法荣养内部。这次恰好因为梦中惊骇而触动肝火，火旺而风生，风生而引起摇动，这是自然的道理。四肢属脾胃，口目乃胃经所过，肝气引动脾胃，所以发生口眼歪斜，四肢抽搐。舌属心脾，齿属阳明，阳明气盛则口噤，心脾气盛则舌挺，一挺一噤便会咬舌，宜用平肝之品佐以驱风清火。遂用二陈汤加山栀、枳壳、钩藤、羌活、防风，一剂而所有症状都消失。

脐下气逆

【出处】〔清〕俞震《古今医案按》。

【原文】 汪石山治萧师训，年逾五十，形肥色①紫，气从脐下逆冲而上，睡卧不安，饮食少，精神倦。汪诊之，脉皆浮濡而缓，曰：气虚也。问曰：丹溪云气从脐下起者，阴火也。何谓气虚？汪曰：难执②定论。丹溪又云：肥人气虚。脉缓亦气虚。今据形与脉，当作气虚论治。遂以参、芪为君，白术、白芍为臣，归身、熟地为佐，黄柏、甘、陈为使，煎服十余帖，稍安。彼以胸膈不利③，陈皮加作七分，气冲上。仍守④前方，月余而愈。

【注解】 ① 色：面色。② 执：坚持。③ 不利：不畅快。④ 守：遵照。

【白话文】 汪石山治疗萧师训，萧师训年过五十，形体肥胖，面色青紫，有气从脐下逆冲而上，致使睡卧不安，饮食少，精神疲倦。汪石山诊察发现其脉象六部浮濡而缓，说："是气虚之证。"有人问："朱丹溪说，气从脐下起的，属于阴火。为什么说是气虚？"汪石山说："此病的病机很难有一个定论。朱丹溪又说，肥人气虚。而这个人脉缓也应属气虚，现在根据患者的外形和脉象，应该以气虚论治。"就用人参、黄芪为君药，白术、白芍为臣药，当归身、熟地为佐药，黄柏、甘草、陈皮为使药，煎服十余剂，稍好转。患者说胸膈间不爽利，汪石山就将陈皮加量为七分，反而气冲上逆发作。就仍将陈皮减量，固守前面的方剂，月余而痊愈。

气膈之脉

【出处】 〔西汉〕司马迁《史记·扁鹊仓公列传》。

【原文】 齐王中子①诸婴兒小子病，召臣意诊切其脉，告曰："气膈病。病使人烦懑②，食不下，时呕沫。病得之忧，数忔③食饮。"臣意即为之作下气汤以饮之，一日气下，二日能食，三日即病愈。所以知小子之病者，诊其脉，心气也，浊躁而经也，此络阳病也。脉法曰"脉来数疾④去难而不一者，病主在心"。周身热，脉盛者，为重阳⑤。重阳者，逿心主⑥。故烦懑食不下则络脉有过，络脉有过则血上出，血上出者死。此悲心所生也，病得之忧也。

【注解】 ① 中子：二儿子。② 懑：烦闷。③ 忔：不欲，不想。④ 疾：疾脉，指一呼一吸之间脉搏跳动七次以上的脉象。⑤ 重阳：阳气重叠，指阳热过盛。⑥ 逿心主：摇荡心神。

【白话文】 齐王二儿子的男孩生病，召淳于意去切脉诊治，淳于意告诉他说："这是气膈病。这种病让人心中烦闷，吃不下东西，时常还会呕出胃液。这种病是因为内心忧郁，常常厌食的缘故。"淳于意当即调制下气汤给他喝下，只一天膈气下消，又过了两天就能吃东西，三天后病就痊愈了。之所以知道他的病，是因为淳于意切脉时，诊到心有病的脉象，脉象浊重急躁，这是阳络病。脉象理论说："脉达于手指时壮盛迅速，离开指下时艰涩而前后不一，病在心脏。"全身发热，脉气壮盛，称作重阳。重阳就会热气上行冲击心脏，所以患者心中烦闷吃不下东西，就会络脉有病，络脉有病就会血从上出，血从上出的人定会死亡。这是内心悲伤所得的病，病得之于忧郁。

气疝之脉

【出处】 〔西汉〕司马迁《史记·扁鹊仓公列传》。

【原文】 齐北宫司空命妇①出於病，众医皆以为风入中，病主在肺，刺其足少阳脉。臣意诊其脉，曰："病气疝②，客③于膀胱，难于前后溲④，而溺赤。病见寒气则遗溺⑤，使人腹肿。"出於病得之欲溺不得，因以接内。所以知出於病者，切其脉大而实，其来难，是蹶阴之动也。脉来难者，疝气之客于膀胱也。腹之所以肿者，言蹶阴之络结小腹也。蹶阴有过则脉结动，动则腹肿。臣意即灸其足蹶阴之脉，左右各一所⑥，即不遗溺而溲清，小腹痛止。即更为火齐汤以饮之，三日而疝气散，即愈。

【注解】 ① 命妇：有封号的妇女。② 气疝：腹中时时胀痛的疾病。③ 客：作用，影响。④ 前后溲：大小二便。⑤ 遗溺：遗尿。⑥ 所：处，指穴位。

【白话文】 齐国北宫司空名叫出於的夫人病了，许多医生都认为是风气入侵体中，主要是肺有病，就针刺足少阳经脉。淳于意诊脉后说："是疝气病，疝气影响膀胱，大小便困难，尿色赤红。这种病遇到寒气就会遗尿，使人小腹肿胀。"出於的病，是因为想解小便又没有去小便，接着行房事才得的。淳于意知道出於的病，是因切脉时，脉象大而有力，但脉来艰难，那是厥阴肝经有变动。脉来艰难，那是疝气影响膀胱。小腹所以肿胀，是因厥阴络脉结聚在小腹，厥阴脉有病，和它相连的部位也会发生变化，这种变化就使得小腹肿胀。淳于意就在她的足厥阴肝经施灸，左右各灸一穴，就不再遗尿而尿清,小腹也不痛了。再用火剂汤给她服用,三天后,疝气消散,病就好了。

气虚吞酸

【出处】 〔清〕李用粹《旧德堂医案》。

【原文】 青溪何伊样之内①,患吞酸已二十余载矣。因病随年长,复加恚怒②,胸膈否③塞,状若两截,食入即反,肢体浮肿。治者非破气消导,即清痰降火,投剂累百,未获稍安。邀予治之。左三部弦大空虚,右寸关沉而带涩,乃苦寒伤胃清阳下陷之征也。盖④胃司纳受,脾主运动,胃虚则三阳不行,脾弱则三阴不化,致仓廪⑤闭塞,贲门阻滞,奚⑥能化导糟粕转输出入乎?况气者于脾而降于胃,运用不息流行上下者。今胸膈气噎乃气虚而滞,非气实而满。如误认有余之象,妄施攻伐之方,不特⑦无补于脾而反损于胃,所以投剂愈多而病势愈剧也。立方用六君子加炮姜、官桂。先将代赭石一两捶末和入,清泉取水煎药。才服入口,觉胸宇不宁,忽然有声,隔绝隧道,食亦不吐。

【注解】 ① 内:内人,指妻子。② 恚怒:愤怒。③ 否:同"痞"。④ 盖:因为。⑤ 仓廪:《素问·灵兰秘典论》云:"脾胃者,仓廪之官,五味出焉。"⑥ 奚:怎么,如何。⑦ 不特:不仅,不但。

【白话文】 青溪何伊样的夫人,患有吞酸病二十余年。因久病复加情绪容易发怒,胸膈痞塞,犹如两截,进食后反胃,且肢体浮肿。之前治疗不是破气消导,就是清痰降火,接连使用许多方剂,未获些许疗效。请我过去诊治,发现其左三部脉弦大空虚,右寸关脉沉而略涩，乃苦寒之剂伤胃导致清阳下陷之证。因为胃主受纳，脾主运化，胃虚则阳气不行，脾弱则阴液不化，导致脾胃闭塞，贲门阻滞，怎么可能传导运化糟粕呢？脾气主升，胃气主降，上下运行不息。而今因气虚而滞引起胸膈气噎，并非因为气实而满。假如误认为气有余，妄用攻伐之法，不仅不能补脾反而伤胃，所以投剂越多病势越剧烈。拟方六君子汤加炮姜和官桂。先用一两代赭石打碎和入，取清泉煎药。刚刚服用，便觉胸部不宁，忽然有声，胸膈即通，吃东西也不吐。

气郁成痰

【出处】　〔清〕王堉《醉花窗医案》。

【原文】　医士郭梦槐之妻，以家道式微①，抱郁而病，发则胸隔满闷，胃气增痛，转侧不食。郭以茂才②设童蒙馆，而赀③不给馔④粥，见其妻病，以为虚而补之。病益甚。乃来求余，诊其六脉坚实，人迎脉尤弹指，因告之曰："此气郁而成痰也，则发头晕，且增呕逆，久而胃连脾病，恐成蛊。"郭求一方，乃以香砂平陈汤加大黄、枳实以疏之，二服而大解，病若失矣。

【注解】　① 式微：天色将暮，借指事物的衰败。② 茂才：即秀才。东汉时，为了避讳光武帝刘秀的名字，将秀才改为茂才。③ 赀：同"资"。④ 馔：饮食，吃喝。

【白话文】　医生郭梦槐的妻子，因为家道中落，心中抑郁就生病了，发作的时候就胸膈发闷，胃部疼痛，来回翻身不想吃东西。郭梦槐因为考中秀才而设立了童蒙馆，但是钱财不够吃粥，看到他的妻子生病，认为是虚证所以给她滋补。病情加重。于是来求我，诊脉见六种脉象都坚实，人迎脉弹指就能得到，就告诉他们说："这是气郁导致生痰，引起头晕，而且增加呕吐，时间久了胃病联合脾病，恐怕成蛊病。"郭求我开方药，于是给开了香砂平陈汤加大黄、枳实用来疏导，服了两剂解了大便，疾病就好了。

气郁厥逆

【出处】〔清〕王堉《醉花窗医案》。

【原文】 同乡张文泉司马①，于余为同谱②弟，丙辰春，先后入秦需次③，公余则酒宴过从，其戚乔其亦介人，为楚郧阳府经，以提饷来秦，馆于文泉之室，文泉厚遇之。而乔鄙④甚，饮食之外索洋烟，洋烟之外索衣服，又索小费。文泉稍拂⑤之，则裂眦负气。久而不堪其扰，拟遣之去，又以军饷未齐，迟迟两月，临行诟谇⑥百端，几乎握拳相向。文泉素讷于言，不能发泄，心甚恚之。一日由咸宁过余，余留晚餐，言次文泉含泪欲滴，余劝以不仁之人无可计较，既去矣，置之可也。文泉归馆，则气急腹痛，呕吐大作。急遣车邀余，至则痰涎溢地，犹张口作吐状，汗出如流，面带青色。诊之，则六脉俱伏。乃曰："此气郁而逆也，甚则发厥。"急命捣生姜汁半碗灌之，刻许而吐定，然胸腹闷乱，转侧难安。乃以越鞠丸合顺气汤进之，至天明而腹舒，仍命服顺气汤，三日而愈。

【注解】 ①司马：古代官名，今指姓氏。②同谱：同一宗族。③需次：旧时指官吏授职后按资历依次补缺。④鄙：品性卑劣。⑤拂：违背。⑥诟谇：辱骂。

【白话文】 同乡的张文泉任司马，和我是同谱的弟弟，丙辰年春天，先后去秦地补缺，我们俩酒宴交往较多，他的亲戚乔其也是介休县人，任楚郧阳府经，因收军粮来秦地，住在文泉家，文泉就厚待他。但是乔其卑鄙，除了饮食外还索要洋烟，要了洋烟后又索要衣服和小费。文泉稍有拒绝，他就生气瞪眼睛。时间长了受不了他的叨扰，想要打发他走，又因为军队粮饷凑不齐，迟了两个月，临走时他又百般辱骂，几乎是要打起来。文泉一向不善言辞，不能发泄，心里很生气。一天从咸宁经过我这里，我留下他吃晚餐，谈话间文泉含泪欲滴，我劝他不仁义的人不能计较，既然已经离开了，就不要再管了。文泉回驿馆，就呼吸急促腹部疼痛，呕吐得很厉害。赶紧派车请我，我到时他已经痰涎泛滥，还张着嘴做呕吐状，汗出如流水，面色发青。诊脉，六种脉象都是伏脉。于是说："这是气郁而上逆了，严重了能够致人晕厥。"赶紧让人捣碎生姜汁灌了半碗，一会呕吐就停止了，但仍胸腹闷乱，辗转反侧难以安睡。就给他服用越鞠丸合顺气汤，到了天亮，他感觉腹部舒适，仍旧让他服顺气汤，三天就好了。

气郁痰壅

【出处】 〔清〕王堉《醉花窗医案》。

【原文】 同谱弟张月谭之姊，所适①非人，贪而好气，以故时增烦闷，久而生痰，又久而积食，因之精神萎顿，饮食不思，膈满肚胀，自以为痨②。一日同入城，月谭邀余诊之，则脉象沉伏，按之至骨而后见。告曰，此气郁痰也。胃气为痰气所壅，则清阳不升，浊阴不降，而头晕目眩，项粗口干，腹满便秘，诸症交作矣。病者称是。乃进以胃苓承气汤,二服后,下秽物十数次。又往视之,病者再三称快。命再一服,即继以香砂六君丸,不及半斤,当健壮倍于昔日矣。

【注解】 ① 适:女子出嫁。② 痨:痨损病,慢性消耗性疾病,又指结核病。

【白话文】 同谱弟弟张月谭的姐姐,生活过得不顺心,贪婪而且喜欢生气,因而时常烦闷,时间久了就生痰,又过了一段时间因为积食,导致精神委顿,饮食不思,腹满肚胀,自认为是痨病。一天一同入城,月谭邀请我去诊治,诊其脉象沉伏,按至骨头才能摸到。告诉她说:"这是气郁导致的痰。胃气被痰气所蒙蔽,所以清阳不上升,浊阴不下降,才会头晕目眩,脖子粗口唇干,腹满便秘,诸病发作。"患者说:"是这样的。"于是给她喝胃苓承气汤,两剂后,拉下秽物十几次。又去看她,患者再三称舒坦了很多。让她再服用一剂,紧接着用香砂六君丸,服用不到半斤,应该比过去更加健壮了。

气郁停痰

【出处】 〔清〕王堉《醉花窗医案》。

【原文】 里中①武庠②杨乐斋之二嫂,廿余而寡,抚一子,人颇精强,一切家政,皆经其手,诸妯娌③不及也。然郁郁独居,肝气时作,发则喘咳交臻④,呻吟不食,如此者经年矣,延医数辈皆以痨瘵论。壬戌春,病复发。卧床月余,阖家⑤无可措手。杨邀余视之,诊其左关滑数,右寸关俱甚。乃告之曰,此气郁停痰,并非痨症。前必多服补药,因而增剧,万勿为虑,药不十剂,保无恐矣。乃以平胃、二陈、四七汤合进之,药入口才刻许,膈间漉漉作声,顿觉宽展,二帖后,喘咳息,而食少进。家人皆惊其神，以为全愈，遂停药。余亦忘之，未过三日病又作。又延余视，诊之，脉少衰，而滑数未改。因问服几帖？以二对。告曰：二帖路已开，病未愈，少亦须四服，但得大解胶黏秽物，则全去矣。不必易方，宜照前服之，三日后再见也。病者听之，越日晨起，暴下恶物数次，食大进，喘咳皆归乌有。更告以香砂六君子丸调摄之，尤当稳固，而其家皆淡漠，不知听之否也。倘调养不善，恐明春再作也。

【注解】 ① 里中：同乡里的人。② 武庠：武校。庠，古代称学校。③ 妯娌：兄弟的妻子的合称。④ 交臻：交相聚集。⑤ 阖家：阖家。

【白话文】 同乡武校杨乐斋的二嫂，二十多岁就守寡，抚养一个儿子，人很精明要强，一切家庭事务都要经过她处理，众妯娌都比不过她。但是独自生活比较郁闷，肝气有时候发作，发作就会喘咳交替，呻吟不能吃饭，这样过了多年，请的很多医生都认为是痨瘵。壬戌春，疾病再发。躺在床上一个多月，大家都没有办法。杨邀请我去看病，诊脉见左关滑数，右寸关更厉害。于是告诉她说："这是气郁痰停，并不是痨症。之前一定是吃多了补药，所以更加严重，不要担心，不到十剂药物，保证会好的。"于是用平胃、二陈、四七汤合一起给她喝，药物入口才一会，膈间就发出漉漉的声音，突然觉得舒坦，服了两剂之后，气喘平息，能吃一些食物。家里人都惊讶，认为很神，以为全好了，就停药了。我也忘记了，没过三天病又发作。又请我看病，诊脉见脉搏稍微减弱，而滑数没有改变。于是问："服几帖药？"说："两帖。"并告诉她说："两帖药道路已经开通了，但还没有痊愈，最少还要再服用四帖，只要大便解出胶黏秽物，就完全好了。不必改变药方，就按照前面方法服用，三天以后再见。"她听了我的话，第二天早晨起床，突然拉下几次秽物，胃口大开，气喘咳嗽都没有了。再告诉她服用香砂六君子丸调养,稳固病情,但她家人都很淡漠,不知道听了没有。如果调养不好,恐怕明年春天会再发作。

气郁胁痛

【出处】 〔清〕王堉《醉花窗医案》。

【原文】 里中张士美之妻,以夫不自立,常抱抑郁,而性颇桀骜①,一切衣食稍不遂意,辄②负气相争。壬戌夏,其次子以食积胃热致喉肿,请邻人张宝玉治之,张不学无术,以针刺其喉,用新白布擦之。越③日,益④水汁不下,三日而殁⑤。士美之妻因丧子而增病,乃胸膈作痛,饮食不思,终日昏睡,头目眩晕,适余至其家,请一视之。诊其六部沉郁,肝脏尤甚。乃告之曰:"此气郁也,数药可愈。但须戒忿怒,不然虽愈将复发也。"处以香砂四七汤,三服而痊。

【注解】 ①桀骜:凶暴倔强。②辄:就。③越:过。④益:更加。⑤殁:死。

【白话文】 同乡张士美的妻子,因为丈夫不自立,经常心情抑郁,而且性格桀骜,一切衣服食物稍微不满意,就赌气相争。壬戌年夏天,她的二儿子因为吃得多胃里积热导致咽喉肿痛,请邻居张宝玉诊治,张宝玉不学无术,用针扎他的喉咙,再用新的白布擦。过了一天,滴水不进,三天就死了。士美的妻子因丧子而生病,胸膈疼痛,不思饮食,整日昏睡,头晕目眩,正好我到他家去,就请我看一看。诊脉见六部脉象沉郁,尤其是肝脉。于是告诉她说:"这是气郁,用药物可以治愈。但要避免愤怒,不然就算痊愈也会再复发的。"处方用香砂四七汤,服了三剂就好了。

气郁致病

【出处】〔清〕王堉《醉花窗医案》。

【原文】 典史宋晓岚，同乡也。丙辰春，与余同携眷入秦。将至临潼，其孙女甫①周岁，坐车为雨泥所滑，女失手坠车下，轮辗其腹，顷刻而毙，亦气数也。其媳以恸女故，日切悲哀，兼介入，安土重迁，乡思颇切，晓岚尤吝于财，虽官游而饮食衣服不遂妇愿。至夏忽患胸胁大痛，喘嗽不宁，饮食俱减。晓岚来求治余，诊其左脉弦而牢，右寸坚而

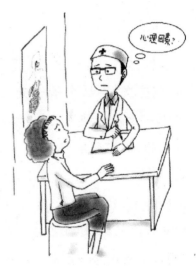

滑，知为气郁，乃以左金丸合颠倒木金散进。二服后，吐痰涎数碗，再视之，则左少软，而右亦渐乎矣。因以逍遥散加木香青皮等叠进之，半月后始就平复。因劝晓岚曰："儿女情怀，须少宽假。前日之病，久则成癫，若不去其痰，遥遥千里，携带而来，竟成废人，不悔之甚乎？"晓岚遵之，辞色稍温②。三月后，如居故土矣。

【注解】 ①甫：才。②辞色稍温：言辞神色渐渐温和。

【白话文】 典史宋晓岚，是我的同乡。丙辰年春，和我一同带着家人到秦地。将到临潼的时候，他刚满一岁的孙女，坐车因为雨泥导致路很滑，儿媳失手将孙女掉到车下，遭到车轮辗压腹部，立刻就死了，也是她的命数。他儿媳妇因为伤心女儿的缘故，天天悲伤，再加上到新的地方，安土重迁，思乡情绪很严重，晓岚尤其吝惜钱财，虽然

是官员游历，但是饮食和衣服都不满足妇人的愿望。他儿媳妇到夏天忽然胸胁大痛，气喘咳嗽不停，饮食减少。晓岚来请我诊治，查看她的左手脉象弦而牢，右手寸脉坚而滑，知道是气郁，于是开了左金丸合颠倒木金散。服用两剂后，吐了数碗痰涎，再看她，左手脉象稍软，而右手脉象也渐渐好了。所以用逍遥散加木香、青皮等，半个月后就恢复了。于是劝晓岚说："儿女情怀，要宽容些。之前的病，时间久了就成癫痫，如果不去除她的痰，遥遥千里，带她们来，竟变成了废人，就不后悔吗？"晓岚听我的话，言辞神色渐渐温和。三个月后，就和在故乡一样地生活了。

钱乙问治

【出处】〔宋〕钱乙《小儿药证直诀》。

【原文】 皇都徐氏子，三岁，病^①潮热，每日西则发搐，身微热，而目微斜及露睛，四肢冷而喘，大便微黄。钱与李医同治。钱问李曰："病何^②搐^③也？"李曰："有风。""何身热为温？"曰："四肢所作。""何目斜露睛？"曰："搐则目斜。""何肢冷？"曰："冷厥必内热。"曰："何喘？"曰："搐之甚也。"曰："何以^④治之？"曰："嚏惊丸鼻中灌之，必搐止。"

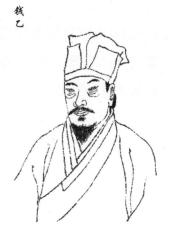

钱

乙

钱又问曰："既谓风病，温壮搐引，目斜露睛，内热肢冷，及搐甚而喘，并以何药治之？"李曰："皆此药也。"钱曰："不然，搐者肝实也，故令搐。日西身微热者，肺潮用事。肺主身，温且热者，为肺虚。所以目微斜、露睛者,肝肺相胜也。肢冷者,脾虚也。肺若虚甚,母脾亦弱,木气乘脾,四肢即冷,治之当先用益黄散、阿胶散。得脾虚证退后,以泻青丸、导赤散、凉惊丸治之。"后九日平愈。

【注解】 ① 病:患病。② 何:为什么。③ 搐:抽搐。④ 何以:以何,用什么。

【白话文】 皇都徐氏的儿子,三岁,潮热,每日到傍晚的时候就抽搐,身有低热,眼睛微斜,露出白睛,四肢冷,喘促,大便微黄。钱乙与李医生一同治疗。钱乙问李医生:"为什么抽搐?"李回答说:"有风邪。"钱问:"为什么发低热?"李回答说:"四肢抽搐导致的。"钱问:"为什么眼睛斜视,露出白睛?"李回答说:"抽搐导致的。"钱问:"为什么四肢冷?"李回答说:"四肢冷体内一定有热。"钱问:"为什么喘促?"李回答说:"抽搐得厉害引起的。"钱问:"如何治疗?"李回答说:"嚏惊丸从鼻子里灌进去,抽搐一定可以停止。"钱又问:"既然说是风病,温阳药用了会诱发抽搐,眼睛斜视,露出白睛,内有热而四肢冷,抽搐厉害后喘促,用什么药来治疗?"李回答说:"都用这类药。"钱乙说:"不是这样的,抽搐是肝有实邪,所以会抽搐。傍晚有低热,是肺有虚热。肺主身,一温暖就生热,是肺虚。之所以眼睛斜视,露出白睛,是肝肺相胜。四肢冷,是脾虚。肺脏如果很虚弱,脾脏也会虚弱,肝气乘脾,四肢就冷了,治疗应当先用益黄散、阿胶散。等脾虚证减退后,再用泻青丸、导赤散、凉惊丸治疗。"过了九天痊愈了。

钱乙治渴

【出处】 〔宋〕钱乙《小儿药证直诀》。

【原文】 朱监簿子，五岁，夜发热，晓即如故。众医有作伤寒者，有作热治之，以凉药解之不愈。其候①多涎而喜睡。他医以铁粉丸下涎，有病益甚，至五日，大引饮②。钱氏曰："不可下③之。"乃取白术散末煎一两，汁三升，使任其意取足服。朱生曰："饮多不作泻否？"钱曰："无生水④不能作泻，纵荡不足怪也，但不可下耳。"朱生曰："先治何病？"钱曰："止渴治痰，退热清里，皆此药也。"至晚服尽。钱看之曰："更可服三升。"又煎白术散三升，服尽得消愈。第三日又服白术散三升，其子不渴无涎。又投阿胶散，二服而愈。

【注解】 ① 候：证候，临床表现的症状。② 引饮：举杯饮水。③ 下：下法，八法之一，运用具有泻下作用的药物，通泻大便，逐邪外出的治法。又称泻法。④ 生水：产生水饮。

【白话文】 朱监簿的儿子，五岁，夜间发热，早上醒来热退。医生们有些当成伤寒，有些当作热病治疗，用凉药治疗效果不佳。他的证候表现为涎多、贪睡。其他医生用铁粉丸治疗涎多，病情加重，到了第五天，大量饮水。钱乙说："不可以用下法。"用白术散末一两煎煮，取汁三升，只要能喝就让孩子喝。朱生说："喝多了不会泄泻吗？"钱乙说："没有生出水饮不会泄泻，纵使泻下也不奇怪，但不可以用下法。"朱生说："先要治疗什么病呢？"钱乙说："先止渴以治疗痰饮，退热清里，都是这个药。"到晚上全部喝完。钱乙看了看说："还可以服用三升。"又煎白术散三升，喝完痰饮就消失，病情也痊愈了。第三天又服用白术散三升，他儿子不口渴，也没有痰涎了。又服用阿胶散，两剂就痊愈了。

青盲内障

【出处】 〔清〕沈源《奇症汇》。

【原文】 己丑冬,有德青农人沈姓者,患目不见,已十年余矣。渠①云:初患时,耳鸣如雷,每闻人语如在头顶之上。又两目闪闪然,见两火如豆大,闭目则目热,而耳鸣更甚。投清利之剂,所患虽平,而且全不见矣,凡遇医者俱曰:青盲内障②,非针不明。今特访至此,叩请求治。予曰:内障一症,六因③七情④,皆能为害。今切汝脉,脉尚沉弦。汝症初起,良⑤由肝胆湿火盛而上攻,故目生火而耳如雷鸣。凡耳中火攻甚则响如雷,如雷之响,中闻人语,每自觉在头顶之上。时当用龙胆泻肝汤,泻火开郁,郁开则湿除,湿除则火全灭,自无内障之患也。乃但投凉剂,而不求其病之源,故脉尚如是。当先投加味逍遥散去白术,十剂,以除积久之郁热,使不致针后复蒙。服后用金针拨去其障,即睹物如故而愈。

【注解】 ① 渠:他。② 青盲内障:中医病名。是指眼外观正常,唯视力逐渐下降,或视野缩小,甚至失明的内障疾病。③ 六因:六淫,即风、寒、暑、湿、燥、火六种邪气。④ 七情:喜、怒、忧、思、悲、恐、惊七种情志。⑤ 良:诚然,确实。

【白话文】 己丑年冬,德青有个姓沈的农民,失明十多年了。他说:"刚发病时,耳鸣如雷,每当听到人说话,声音就像是来自头顶一样。又有两眼目光闪烁,看到两团豆大的火焰,闭上眼睛会觉得热,而耳鸣更加严重。使用清利头目的药,痛苦虽然减轻了,但眼睛却完全失明了。医生都说是青盲内障,只能用针治疗。如今特来求治。"我说:"内障的病,六因七情,都会造成伤害。如今切你的脉,脉尚沉弦,你的病刚开始时,的确是由肝胆湿火盛而上攻所致,故眼中生火而耳如雷鸣。凡耳中火攻严重,则耳鸣如雷,如雷响,听到人说话就感觉在头顶之上。当时用龙胆泻肝汤,泻火开郁,郁开则湿除,湿除则火全灭,自然内障也就好了。然而只投凉剂,而不针对病因,所以脉象依旧。应该先投加味逍遥散去白术,十剂,以除积久的郁热,才不至于施针后复发。服后用金针拨去其障,即可痊愈如初。"

清痰理气

【出处】 〔清〕王世雄《回春录》。

【原文】 丙申春,蜀人石符生将赴邓云崖司马之招,经杭抱病,侨①于张柳吟之旧馆,亦为寓侧陈六顺治困。居仃之主人知之,即告以柳吟仆病之事,石闻之悚然,亟②遣人延孟英诊焉,脉沉而涩滞,模糊不分至数③,肢凉畏冷,涎沫上涌,二便涩少,神气不爽。曰:此途次④感风湿之邪,失于解散,已从热化。加以温补,致气机愈形窒塞,邪热漫无出路,必致烁液成痰,逆行而上。但与舒展气机,则痰行热降,诸恙自瘳⑤矣。以黄连、黄芩、枳实、橘皮、栀子、淡豉、桔梗、杏仁、贝母、郁金、通草、紫菀、竹茹、芦菔汁等药,三服而起,调理匝旬⑥遂愈。

【注解】 ① 侨:寄居在外地。② 亟:急切。③ 至数:脉息搏动次数。④ 途次:途中停留住宿。⑤ 瘳:痊愈。⑥ 匝旬:满十天。

【白话文】 丙申年春天,四川人石符生赴邓云崖司马之任,途经杭州时疾病缠身,寄居在张柳吟的老房子里,同时为陈六顺救济。居室的主人知道了这件事,便告诉他张柳吟仆人生病的事,石符生听说之后很害怕,立刻派人请王孟英诊病。王孟英诊得脉沉而涩滞,脉象模糊数不清,四肢冰凉、怕冷,涎沫上涌,大小便困难且少,精神不足。王孟英说:"这次赶路途中感受风湿之邪,没有及时解散,导致邪气入里化热。再加以温补之药,致气机壅滞,邪热在体内没有出路,则煎灼津液,聚湿成痰,逆行而上。应当舒展气机,痰化则热退,各种症状均可减轻。"用黄连、黄芩、枳实、橘皮、栀子、淡豉、桔梗、杏仁、贝母、郁金、通草、紫菀、竹茹、芦菔汁等药，服用三次就有起色，调理满十天就痊愈了。

龋齿一治

【出处】〔西汉〕司马迁《史记·扁鹊仓公列传》。

【原文】 齐中大夫病龋齿，臣意灸其左大阳明脉，即为苦参汤，日嗽①三升，出入五六日，病已。得之风，及卧开口，食而不嗽。

【注解】 ① 嗽：通"漱"，含漱。

【白话文】 齐国的中大夫患龋齿病，淳于意灸他的左手阳明脉，又立即为他调制苦参汤，每天用三升漱口，经过五六天，病就好了。他的病得自风邪，以及睡觉时张口，食后不漱口。

去旧图新

【出处】〔清〕俞震《古今医案按》。

【原文】 叶先生名仪，尝与丹溪俱从白云许先生学。其记病云：岁癸酉秋八月，予病滞下，痛作，绝不食饮，既而困惫不能起床。乃以衽席①及荐阙②其中，而听其自下焉。时朱彦修氏客城中，以友生之好，日过视予，饮予药，但日服而病日增。朋游哗然议之，彦修弗顾也。浃旬病益甚，痰窒咽如絮，呻吟亘③昼夜。私自虞，与二子诀，二子哭，道路相传谓予死矣。彦修闻之，曰："吁！此必传者之妄也。"翌日天甫明,来视予脉,煮小承气汤饮予。药下咽,觉所苦者自上下,凡一再行,意冷然。越日遂进粥,渐愈。朋游因问彦修治法。答曰:"前诊气口脉虚,形虽实而面黄稍白。此由平素与人接言多,多言者中气虚,又其人务竟已事,恒失之饿而伤于饱,伤于饱,其流为积,积之久为此证。夫滞下之病,谓宜去其旧而新是图,而我顾投以参、术、陈皮、芍药等补剂十余帖,安得不日以剧? 然非浃旬④之补,岂能当此两帖承气哉? 故先补完胃气之伤,而后去其积,则一旦霍然矣。"众乃敛衽⑤而服。

【注解】 ① 衽席:卧席。② 阙:缺失。③ 亘:连绵不断。④ 浃旬:一旬,十天。⑤ 敛衽:整理衣服,表示恭敬。

【白话文】 叶先生,名仪,曾经和朱丹溪一起跟从白云许先生学习。他记述自己患病的经过时说:癸酉年的秋天,八月份,我患痢疾,疼痛发作,完全不能吃喝,随后就疲倦得不能起床。就把床席和草席垫放在身子下边,中间做个缺口,就任凭泄泻自然流下了。当时朱丹溪也住在城中,因为同窗情谊,就每天过来看望我,给我吃药,只是每天服药病情却一天天加重。朋友们都议论纷纷,可朱丹溪却不管不顾。不到十来天,病情更加严重了,痰阻塞在咽喉像棉絮一般,呻吟声日夜不断。自己感觉快死了,并跟两个儿子诀别。儿子大哭,外边传言说我已死了。朱丹溪听了说:"哎,这一定是谣传者在瞎说。"第二天天刚亮,他就前来为我诊脉,煮了小承气汤让我喝下。药从咽喉下去,觉得所有的痛苦都从上而往下走,肚子一再地泻,感觉有些冷,过了一天就能喝点粥,渐渐地好了。朋友们于是问朱丹溪,他回答说:"之前诊察发现气口脉象虚,形体虽然壮实,但面色黄白,这是因为平时和人说话太多,话多会导致中气虚。并且他整日里没完没了地干自己的事,经常饥一顿饱一顿,太饱会造成积食,积食久了就会发生这个病。痢疾应当去除旧的积滞而新的水谷才会正常运化。而我一开始只顾用人参、白术、陈皮、芍药等补药十多帖，怎么可能不一天天加重呢？但是如果不是这十多帖的补药，怎么能承担得起这两帖承气汤的力量呢？所以先补受伤的胃气，然后再去除积滞，就一下子霍然而愈了。"大家都表示佩服。

攘外安内

【出处】〔清〕王世雄《回春录》。

【原文】一何叟，年近八旬，冬月伤风，有面赤气逆、烦躁不安之象。孟英曰：此喻氏所谓"伤风亦有戴阳证①也"，不可藐视②。以东洋人参、细辛、炙甘草、熟附片、白术、白芍、茯苓、干姜、五味、胡桃肉、细茶、葱白，一剂而瘳③。

孟英曰：此真阳素扰，痰饮内动，卫阳不固，风邪外入，有根蒂欲拔之虞。误投表散，一汗亡阳。故以真武、四逆诸法，回阳镇饮，攘外安内以为剂也，不可轻试于人，致干操刃④之辜，慎之慎之！

【注解】①戴阳证：重病后期出现面红颧赤的征象。②藐视：轻视。③瘳：痊愈。④操刃：形容凶险，稍有不慎伤人性命。

【白话文】一位姓何的老头，年近八十岁，冬天得了伤风，出现面红气逆、烦躁不安的症状。王孟英说："这是喻氏所说的'伤风出现的戴阳证'，不可轻视。"用东洋人参、细辛、炙甘草、熟附片、白术、白芍、茯苓、干姜、五味子、胡桃肉、细茶、葱白等，一剂就痊愈了。

王孟英说："这是真阳扰动，挟素有之痰饮而浮越，卫阳不固，风邪乘虚而入，有直达根基、真气欲脱之势。此时如果误用解表发散剂，一发汗则阳气衰竭。所以用真武汤、四逆汤等，回阳镇饮，攘外必先安内,这种方法不可轻易应用,以免伤害无辜性命,应谨慎应用。"

热病误治

【出处】 〔清〕王堉《醉花窗医案》。

【原文】 余舅母王氏,守节三十年,苦而益笃①,经纪家政,今已抱孙。体素弱而不甚服药。壬戌夏,忽得热症,烦躁不安,浑身如火。初请其族婿董某治之。董固②寡术③,以为风也,用小柴胡汤发之。次日,则热几如狂,时而昏不识人。表弟以④农忙无暇顾,遣人告余,急往视之。则全家惊惧。诊之则两手沉数无他象,惟舌苔焦黑,语近謇涩⑤,而心甚清。因告曰:"此热病也。董以温治,故错。此时必膈间胀闷,咽干口渴,大便秘,小便黄赤。幸血分尚清,无斑疹等类,形症虽危,尚易治也。"因问:"思凉水否?"曰:"思甚。"乃命取新汲水两碗满饮之,顷刻间觉头目俱清,进以三黄解毒煎合犀角地黄汤。两服而热退。又以归芍地黄汤连进而清其血。五日后又视之,则病全清,惟思食过甚。乃告表弟曰:"此时胃气初升,食难化之物,最易反复,宜节⑥之,虽得罪,亦断不可任其多食也。"

【注解】 ① 笃:忠实,坚定。② 固:本来,原来。③ 寡术:医技不佳。④ 以:因为。⑤ 謇涩:语言不利。⑥ 节:节制,控制。

【白话文】 我的舅母王氏,守着名节过了三十年,虽然日子很苦但是非常坚定,料理家务,现在已经抱上了孙子。身体虚弱却不怎么吃药。壬戌年夏天,忽然得了热病,烦躁不安,浑身像火。最开始请的是同族女婿董某来诊治。董某原本就医术不佳,认为是风,用小柴胡汤发散。第二天,热病发作几乎发狂,有时昏迷不省人事。表弟因为农忙没有时间照顾,派人告诉我,赶紧去看。全家惊慌失措。诊脉见两手脉象沉数,没有其他脉象,只是舌苔焦黑,几乎不能说话,但神志很清醒。于是告诉他们说:"这是热病。董某当作温治,所以错了。这个时候会出现膈间胀闷、咽干口渴、便秘、小便赤黄的症状。幸好血分尚清,没有斑疹等症状,身体症状虽然危险,但还容易治疗。"于是问:"想喝凉水吗?"说:"很想。"于是让人取来新打的水喝了满满两碗,一时间觉得头目都清楚了,然后又用三黄解毒煎合犀角地黄汤,两剂服用完热就退了。又继续开了归芍地黄汤用来清血热。五天以后再来看她,病已经全好了,只想着吃东西。于是向表弟说:"这时候胃刚刚恢复,吃很难消化的东西,最容易反复,应该节制,虽然有得罪,也决不能让她吃多了。"

热风治验

【出处】 〔清〕熊笏《中风论》。

【原文】 安义尉白映升,年六十余,尚健如壮年,从不服药。癸酉夏月,赴城隍庙烧香,忽跪不起,口中喃喃,语①不明白,一家谓受神谴也。昇②归,则喉中痰鸣,已僵矣。余视其舌,如错而黑,用大秦艽汤倍生地、加石膏,三日而尽五剂乃苏,而左半不能动,再用十剂,仍无效,因③尽去风药,专用元参、天冬、麦冬、生地、酒芍、白菊、知母,服两月而愈。

【注解】 ①语:谈论,说话。②昇:抬。③因:所以。

【白话文】 安义尉白映升,六十多岁,还很健康,从不吃药。癸酉年的夏天,到城隍庙烧香,忽然长跪不起,口中喃喃,话说得不明白,一家人以为是受到神灵的惩罚。抬回家中,喉中痰鸣,身体已经僵硬了。我看了他的舌头,舌苔干裂而黑,用大秦艽汤倍用生地,加石膏,三天吃了五剂,之后苏醒了,但是左半身不能动,再用十剂,仍然没有效果,就把治风的药全部去掉,专用元参、天冬、麦冬、生地、酒芍、白菊、知母,服两个月就好了。

热疟误补

【出处】 〔清〕王堉《醉花窗医案》。

【原文】 少司成马介樵所狎①伶人(戏子)名阿二,秋后发疟疾,寒多热少,精神困惫。介翁亦知医,云是虚寒,施桂附补之,疟不少减,而转寒为热,发则烦渴汗出。一日有友人在吟秀堂招饮,介翁命呼阿二车载以来,则坐立不能自主。介翁云:"今日招尔非为侑②酒,王老精于医,拟令去尔病也。"阿二请安将叩头,余曰:"病体如此,何必拘拘。"诊其脉,则浮而缓,沉取之,内甚实。乃告介翁曰:"疟疾是外感病,阿二内有积热,外伤于风,须先解其表,后清其热。"用桂附似未当,乃命服五积散(方:白芷、川芎、甘草、当归、肉桂、芍药、半夏、陈皮、桔梗、麻黄、苍术、干姜、厚朴、枳壳、生姜)。以桂枝易麻黄。二日疟少止,而烦渴依然,又进以桂枝白虎汤,十日而全清矣。后在文昌馆文宴,晚饭后,专为余演桂花亭一折。

【注解】 ①狎:亲近,亲昵。②侑:相助,劝人喝酒。

【白话文】 少司成马介樵所亲近的戏子名字叫阿二,秋季后发疟疾,恶寒多,发热少,精神困顿疲惫。介翁也知道医理,说是虚寒,给她用桂、附大补，疟疾非但没有减轻，而且寒变成了热，发作就会烦渴出汗。一天，有朋友在吟秀堂招待喝酒，介翁让人把阿二用车载过来，已经不能自己站立了。介翁说："今天请你不是为了喝酒，王老精于医术，希望他能治好你的病。"阿二叩头请安，我说："身体已经这样了，何必拘泥。"号她的脉，飘浮而且缓慢，重按才能摸到，里面很实。于是告诉介翁说："疟疾是外感病，阿二身体内有积热，又外伤于风，必须先解她的表证，然后清她的里热。"用桂、附似乎不恰当，于是让她服五积散（方：白芷、川芎、甘草、当归、肉桂、芍药、半夏、陈皮、桔梗、麻黄、苍术、干姜、厚朴、枳壳、生姜）。用桂枝换麻黄。第二天疟疾就稍微停止，但是烦渴依旧，然后又以桂枝白虎汤治疗，十天后就全部好了。后来在文昌馆设宴，晚饭后，专门为我演一折桂花亭。

热疟宜清

【出处】 〔清〕王堉《醉花窗医案》。

【原文】 先生之母，余太师女也，年过八旬，颇壮健。夏秋，忽得疟疾，发则如火烧身，狂叫反侧，他医用药截①之不效。招余治之，见其目如赤珠，口干唇破，时时呼冷水。问二便，则小便如血，大便闭②数日矣。按其脉，则六部弦数尤甚。乃告曰："此热疟也。单热不寒，须内清其热则火退而疟自止。若徒③用截法，万无效理。"因④投以大剂白虎汤，重用石膏至两许，二服而热退，四服而疟已。

【注解】 ①截：截疟，治疟的方法之一。②闭：不通。③徒：只，仅仅。④因：因而。

【白话文】 先生的母亲,是我太师父的女儿,年过八十,很健壮。夏秋季,忽然得了疟疾,发作的时候就像是火烧身体,不停翻身狂叫,其他医生用药治疗都没有效果。找我来治疗,看见她的眼睛像红红的珠子,口干唇破,不时叫要冷水。问大小便,说小便就像血一样,大便不解已经很多天了。按她的脉,六部脉都弦数非常。于是告诉说:"这是热疟。只热不冷,需要清内热,火退下疟疾就自己停止了。如果只是用截疟法,万万没有效果的。"给她开了大剂量的白虎汤,重用石膏至一两多,服用两剂之后热就退了,四剂之后疟疾就好了。

热因寒用

【出处】 〔民国〕柯劭文《新元史》。

【原文】 冯叔献之侄栎,年十五六,病伤寒,目赤而顿渴,脉七八至,医欲以承气汤下之,已煮药,而杲适从外来,冯告之故。杲切脉,大骇曰:"几杀此儿。《内经》有言'在脉,诸数为热,诸迟为寒'。今脉八九至,是热极也。而《会要大论》①云'病有脉从而病反者何也?脉至而从,按之不鼓,诸阳皆然'。此传而为阴证矣。今持姜、附来,吾当以热因寒用②法处之。"药未就而病者爪甲变,顿服者八两,汗寻③出而愈。

【注解】 ①《会要大论》:即《至真要大论》。② 热因寒用:指治寒证用温热药,反佐以寒而发挥作用。③ 寻:顷刻,不久。

【白话文】 冯叔献之侄冯栎,十五六岁,患伤寒病,目赤,口渴,一呼一吸之间,脉跳七八次。医生准备用承气汤攻下,药已经煮上了。李杲正巧从外面回来,冯叔献把情况告诉了李杲。李杲切脉后,大为震惊，说："差点要了这孩子的命。《黄帝内经》上说'从脉象上看，脉数为热证，脉迟为寒证'。现在一呼一吸之间，脉跳八九次，是热到极点。《至真要大论》说'病有脉与表象一致而与本质相反的，这是什么原因呢？阳病见阳脉，为脉象相从，如果按之无力不鼓，就不是真正的阳脉，各种阳证阳脉都是如此'。由此可见本证已传变为阴证了。让人取来姜、附，我要用热因寒用的方法治疗。"药尚未备好，患者爪甲已变色。让患者一次服了八两汤药，汗出而病愈。

热因热用

【出处】〔明〕冯元成《上池杂说》。

【原文】 邻有管连云之乃眷①，目患沿眶红烂，数年愈甚，百计治之，不能疗为。延②吴御医诊之，曰：吾得之矣。为治大热之剂，数服，其病如脱，目复明。问之曰：此不难知也。此女人进凉药多矣，用大热剂则凝血复散，前药皆得奏功，此可为治眼之良法。吴忘其名，专用附子，人呼为吴附子云。

【注解】 ① 眷：女眷。② 延：请。

【白话文】 邻居有个管连云的女眷，患了眼眶红肿糜烂的疾病，几年来越来越严重，各种方法都试了，不能治愈。管连云请吴御医诊疗，吴御医说："我可以治疗。"他用大热的药物，患者服了几帖之后疾病就好了，眼睛也复明了。问吴御医缘故，他说："这个不难理解，这个女子服凉药太多，用大热的药物祛寒化瘀、活血通络，前面吃过的药物就都可以奏效了，这就是治疗眼疾的好方法。"吴御医的名字已经不记得了，专长用附子，人们称他为吴附子。

舍病治弊

【出处】 〔明〕吴又可《温疫论》。

【原文】 一人感疫,发热烦渴,思饮冰水,医者以为凡①病须忌生冷,禁止甚严,病者苦索勿与,遂致两目火逆,咽喉焦燥,不时烟焰上腾,昼夜不寐,目中见鬼无数,病剧苦甚,自谓但得冷冻饮料一滴下咽,虽死无恨②。于是乘隙匍匐窃取井水一盆,置之枕旁,饮一杯,目顿清亮,二杯,鬼物潜消,三杯,咽喉声出,四杯,筋骨舒畅,饮至六杯,不知盏落枕旁,竟尔熟睡,俄而③大汗如雨,衣被湿透,脱④然而愈。盖因其人瘦而多火,素禀阳脏⑤,始则加之以热,经络枯燥,既而邪气传表,不能作正汗而解,误投升散,则病转剧,今得冷冻饮料,表里和润,所谓除弊便是兴利,自然汗解宜矣。更有因食、因痰、因寒剂而致虚陷疾不愈者,皆当舍病求弊,以此类推,可以应变于无穷矣。

【注解】 ①凡:凡是,一切。②恨:遗憾。③俄而:不久。④脱:大汗出。⑤阳脏:指阳胜体质的人。

【白话文】 有一个人感染了疫病,身体发热,烦躁口渴,想喝冰冷的水。医生认为生病的时候须忌生冷的东西,就严令禁止他,患者苦苦哀求也没有得到。之后两眼发红,喉咙焦躁,火热上攻,昼夜不能安睡,眼前看到很多鬼魂样的东西,病情非常严重痛苦。患者自己说,如果能够得到一滴冷水来喝,就算是死掉也没有遗憾了。于是趁机爬出去悄悄取了一盆井水,放在枕头旁边,喝一杯之后眼前顿觉清亮了许多,第二杯之后,眼前鬼魂样的东西就全部消失了,第三杯之后,喉咙开始可以发声,第四杯之后,感觉浑身筋骨都舒畅了,喝到第六杯的时候，不知不觉手中的杯子滑落枕边，竟然熟睡了过去。不久全身出大汗，就像下雨一样，衣服和被子都湿透了，汗出之后就痊愈了。大概因为这位患者本来就身体消瘦，体内多火，属于阳脏人，开始时热邪侵袭，经络干燥干枯，然后邪气传到体表，不能正常出汗散热，又错误使用升举和发散的药物，病情加剧。现在喝了冰冷的水，体表和体内都调和润泽，邪气祛除便是正气兴盛，自然是汗出痊愈了。还有那些因为食积、痰饮、寒凉而导致的虚证下陷不愈的患者，都应当抛开疾病的表象而寻求根源，以此类推，可以应变无穷的疾病变化了。

肾虚作眩

【出处】 〔清〕李用粹《旧德堂医案》。

【原文】 庠生①范啸凡令正②，向患头眩症，六脉浮滑，服消痰顺气之药略无效验。予曰：无痰不眩，此虽古语，然痰之标在脾，而其本属肾。《素问》曰：头痛巅疾，下虚上实，此之谓也。夫肝为乙木之本，肾为癸水之源，肾阴不充，肝火便发，上动于巅而眩作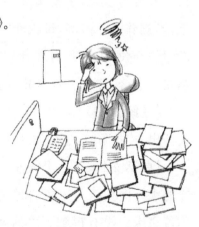也。治法以扶脾为主，脾安则木自和，而肺金有养，金为水母，而子亦不虚，何眩晕之有？早用六君子汤加山萸、天麻，卧时服肾气丸加人参、天麻、鹿茸，服之而瘳。

【注解】 ① 庠生：科举时代称府州县学的生员。② 令正：旧时以嫡妻为正室，"令正"为尊称对方的嫡妻。

【白话文】 庠生范啸凡的妻子，一直患有头眩症，六脉浮滑，服用消痰顺气之药基本没有效果。我便说："没有痰饮则没有头眩，这个虽然是古语，但痰的标在脾，根本在肾。《素问》说：巅顶头痛，下虚上实，这就是原因。肝为乙木之本，肾为癸水之源，肾阴不充，肝火便上犯巅顶发为眩晕。治法应当以补脾为主，脾安则肝自然和顺，继而可以濡养肺金，金为水的母脏，肺金得到濡养，而子亦不虚也就是肾水不虚，怎么会有眩晕呢？"拟白天用六君子汤加山茱萸、天麻，睡觉前服用肾气丸加人参、天麻、鹿茸，服用之后便痊愈了。

实脾止泻

【出处】 〔宋〕钱乙《小儿药证直诀》。

【原文】 黄承务子，二岁，病泻，众医止之，十余日。其证便青白，乳物不消，身凉，加哕气、昏睡。医谓病困笃。钱氏先以益脾散三服，补肺散三服。三日，身温而不哕气。后以白饼子微下之，与益脾散二服，利止。何以然？利本脾虚伤食，初不与大下，措置①十日，上实下虚，脾气弱，引肺亦虚，补脾肺，病退，即身温，不哕气是也。有所伤食，仍下之也，何不先下后补？曰：便青为下脏冷，先下必大虚，先实脾肺，下之则不虚，而后更补之也。

【注解】 ① 措置：搁置、耽搁。

【白话文】 黄承务的儿子，两岁，泄泻，很多医生用止泻法，十多天了。症状见大便青白色，乳食不消化，身体发凉，呃逆，昏睡。医生说病情比较难治。钱乙先用益脾散三剂，补肺散三剂。三天后孩子身上暖和了，也不呃逆了。后来用白饼子使他微微下利，再用益脾散两剂，泄泻就止住了。为什么会这样呢？他的下利本来就是脾虚伤食导致的，开始的时候不用下法，这样误治十天，导致上实下虚，脾气虚弱，引发肺气更加虚弱，补脾肺，病就减轻了，表现为身体暖和，不呃逆。如果还是有伤食实证，仍然要用下利法，为什么不先下后补呢？钱乙说："大便青白色是下焦脏器虚冷，先用下利法一定会更加虚弱，先补脾肺之气，再用下法就不会虚弱了，之后再用补法。"

食积治验

【出处】〔清〕王堉《醉花窗医案》。

【原文】 里中庞守愚茂才之子，年四岁，忽患痛，浑身发热，见食作吐，汗出不止，已昏昏不知人。庞以训蒙①在外，其家乏人经纪，听之，病增甚，乃转人求余治。往而问之，则以未出天花，邻媪以西河柳、胡荽等发之。提其腕，则脉颇弦大。问："饮食乎？"曰："不食数日，且见食则吐，即粥不进矣。"问："二便乎？"曰："小便赤如血，大便绝无。"按其腹胀甚，按胸则张口作痛状。乃告曰："此停食也，不下之，何能愈？"乃以平胃散加芩连大黄以进，服后时许，下黑粪数粒，又下赤色粪数次，腹减而醒。又视之，则脉已小，惟胃气尚滞，又用保和丸加槟榔末而进之，晚即呼食，其母以蒸馒头付之，狂啖数口，三更后，病复发矣。次早又请治，得其状，乃责其母曰："小儿何知，食积甫去，顿令食面，恐新积较旧积难去也。"仍令服平胃散，重用莱菔籽投之，嘱曰："不必再看，一月内谨忌食面，只可以米粥调之，若再发，则不治矣。"其母惭而听之。多方调摄，适值中秋，共②父酒肉致谢，余以文字交固却之。

【注解】 ①训蒙：指教书。②共：同"其"。

【白话文】 同村庞茂才的儿子，四岁，忽然身患疼痛之症，浑身发热，看到食物就吐，汗出不止，已经神志昏迷，不省人事。庞因为在外教书，他家没人料理，儿子的病情加重了，于是找人来请我去治病。我前往询问，知道他还没有出过天花，邻居老太太把西河柳、胡荽等用来发散。我拿起患儿的手腕为他把脉，发现他的脉象弦而大。就问："饮食如何？"家人说："几天不吃东西了，并且看见食物就想吐，连粥都喝不进。"我问："大小便如何？"家人说："小便红如血，大便没有。"我按他的肚子发现胀得很，按胸部就疼得张开嘴。于是告诉说："这是食积内停啊，不用下法治疗，怎么能治愈？"于是用平胃散加黄芩、黄连联合大黄来治疗，服后一会，他拉出来几粒黑色粪便，又拉下几次红色粪便，腹胀腹痛减轻后就醒来了。我又诊察了他，发现脉象已经小了很多，只有胃气还有些停滞，又用保和丸加槟榔末来治疗，到了晚上他就叫着要吃饭了，他的母亲喂蒸馒头给他吃，他狂吃几口，三更之后，病又发作了。第二天早上又请我来治，看到他的症状后，我便责备他的母亲说："小孩子知道什么，食积停滞还没有治疗好，立即让他吃面，恐怕新的积滞较旧的积滞更难治疗啊。"于是让他服用平胃散，重用莱菔子，嘱咐说："不必再让我看了，一个月内不要吃面，只能用米粥调养，如果再次发病，就治不好了。"他的母亲感到惭愧，便按我说的做了。多方面调养，小孩后来就好了。时值中秋，父子俩一起拿来酒肉致谢，我以文字交为由坚决拒绝了。

涌痰治嗽

【出处】 〔清〕俞震《古今医案按》。

【原文】 张戴人治瀍阳①刘氏男子，年二十余。病劳嗽咯血，吐唾粘臭不可闻。秋冬少缓，春夏则甚。寒热往来，日晡发作，状如痎疟，寝汗如水。累服麻黄根、败蒲扇止汗，汗自若也。又服宁神散、宁肺散止嗽，嗽自若也。戴人先以独圣散涌其痰，痰如鸡黄，汗随涌出，昏愦三日不醒。时时饮以凉水，精神稍开，饮食加进，乃与桂苓甘露饮、人参半夏丸，服之不辍，数日乃愈。

【注解】 ① 瀍阳：古地名，今属河南省，在瀍水之北。

【白话文】 张戴人治疗瀍阳刘姓男子，二十多岁，患劳嗽咯血，所吐之物黏臭不可闻。秋冬稍微缓解，春夏加重。寒热往来，申时发作，病状像疟疾，睡中汗出如水。先后服用麻黄根、败蒲叶止汗，汗出如故。又服宁神散、宁肺散止咳嗽，咳嗽还是和之前一样。张戴人先用独圣散涌吐痰液，痰像鸡子黄，汗和吐出物一起涌出，昏睡三天不醒。时时让他喝些凉水，精神稍微好点，饮食增加，又用桂苓甘露饮、人参半夏丸，不停服用，数日后痊愈。